情緒療癒 EFT

Emotional Freedom Techniques

10分鐘情緒排毒敲打操

著述 林嘉瑗
撰文 郭玉文

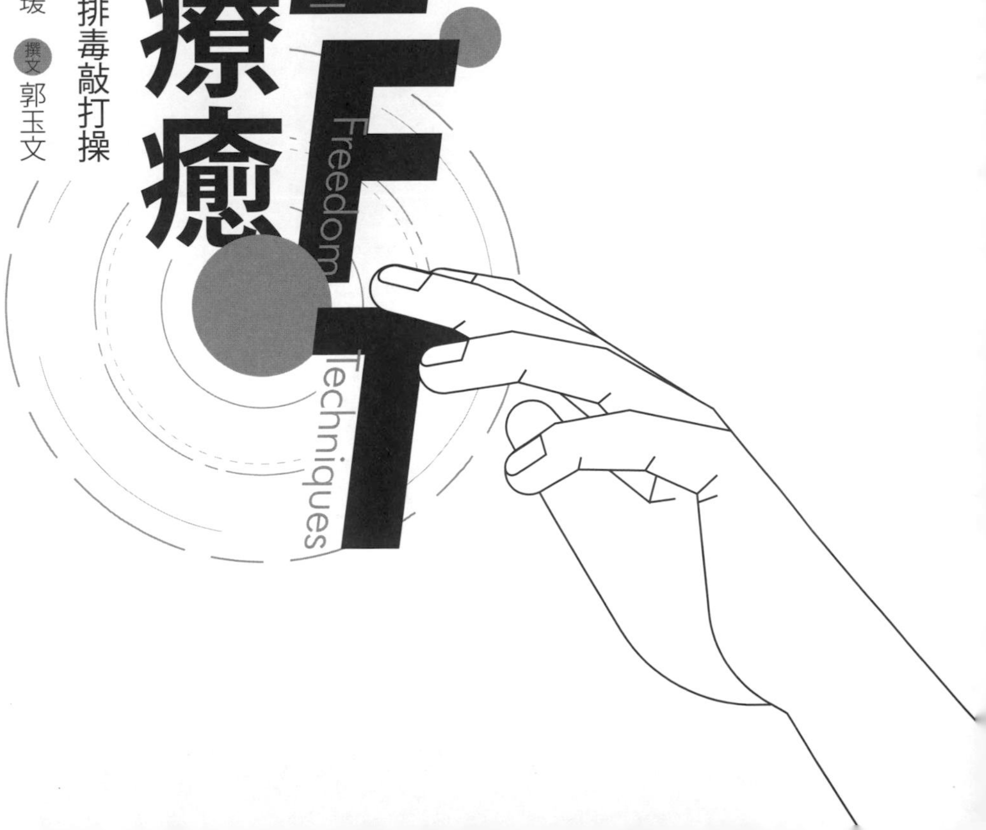

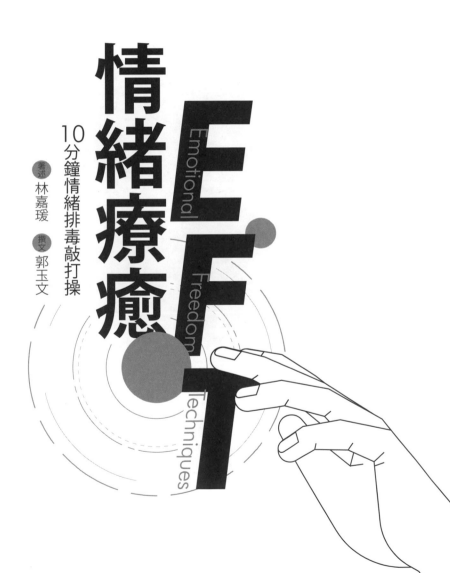

「情緒排毒敲打操」示範影片
天天敲出正能量！

步驟一

找一個安靜、隱密、不受打擾，使你可以盡情哭喊或發洩所有負面情緒的空間。

⬇

步驟二

回想一個令你產生負面情緒的事件或情境，進入這個沉重的感覺裡。

⬇

步驟三

為這個事件或情境打一個從零到十分的「痛苦指數」。

⬇

步驟四

配合敲拍方法與敲拍位置，依據你所面臨的實際情境，說出內心想要說的話，無論你說什麼或做什麼都無妨，請你毫無保留地釋放自己。

如果你不知道該說什麼或怎麼說，請參考書中引導詞，讓你的潛意識盡情地釋放它真實的情緒與想法。

【難以負荷的沉重感】
敲打示範

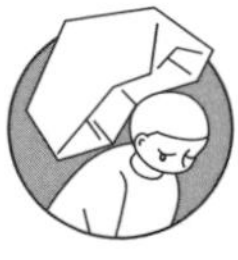

【不斷的自我批判】
敲打示範

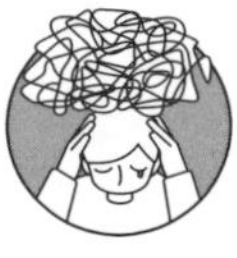

【控制不了的憤怒】
敲打示範

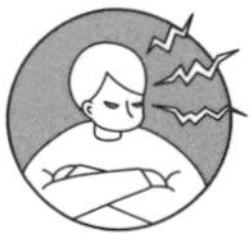

Self fulfilling prophecy works All The Time.

What you choose to believe is what you choose to happen!

自我實現的預言一直在運作。

你選擇完全相信什麼，就是你選擇將會發生什麼。

——林嘉瑗 Carol Lin

謹以此書

獻給我的父母，表達我對他們的愛和感激。

〈誠摯推薦〉

EFT是一套徹底清除負面情緒的好工具，它還能在職場上帶給我們巨大助益，讓我們保持正向積極的態度，充滿能量地迎向各種挑戰。尤其在高度緊張的職場環境中，如業務、金融、股市等領域，EFT能舒緩壓力，減少摩擦，增進合作溝通，在關鍵時刻，讓平靜、智慧與我們同在。

——鉅亨網執行長　刁洪智

我一路上看著Carol由離婚時期的霧霾中走出，上了無數的情緒療癒的課程，現在雨過天青，神清氣爽，我想她找到的訣竅一定是你需要的！

——歌手、文化創業人　李建復

這本情緒排毒的書結合了東方穴道的學理和西方立竿見影的方法，並應用到心理層面。我個人體驗過，有神奇效果，必須按照書中方法練習。我的EFT體驗引出童年對於愛和被接受的渴望，讓我看到其後遺症，找到療癒之道。本書詳細介紹了方法的細節步驟，並且應用於案例及實用的人際關係領域，為每個人的情緒管理開了一扇門，通向快樂和成功的人生。

——美國矽谷 APAC Research 高科技天使投資基金董事長　邱泰勝

Carol是我在UCLA MBA的好同學，聰明、積極、上進、美麗，集結世人羨慕的特質於一身。離婚對Carol是人生重大的挫敗，但她勇敢嘗試心靈療法，為自己找到真實自我的價值實現，晴空蔚藍地走出自我肯定的未來！現在的Carol又回到一九八六年我初次見面時的她，而且更加有智慧地擁抱並解決人生路程上的各式障礙。加油Carol！

——訊連科技總經理　張華禎

我是一個法律人，經常看到人性醜陋的一面，但最常見到的是無助的一面。不得不說，人長大了真的要碰到好多煩惱，甚至痛不欲生的事，這只是遲早會碰到的事，然而很多情況其實都是心態和想法衍生出來的情緒，大部分的人都不會控制自己的情緒，甚至更不懂得轉換負面成為正面的情緒。

如果你家財萬貫但到了你該立遺囑的時候，你會高興嗎？如果你一貧如洗，可愛的小孩要你準時繳交他們的學費，你還快樂得起來嗎？如果你的生意蒸蒸日上訂單滿滿，突然買方宣布破產，一千萬美金收不回來，下游工廠催債要養活工人，你從昨日的雲端跌入谷底，你怎麼面對未來的日子？更別說離婚前後的各種負面心情，被親友出賣騙錢，子女不孝，兄弟姊妹之間的爭產行為……

你最好不要碰到以上這些事，但沒有以上這些事，為何你仍有壓力，情緒還是經常處於低潮呢？那是因為你不懂如何面對及處理自己的情緒，快看看情緒專家所教你的方法，帶你脫離目前的困境和無助，轉向充滿自信、希望的正面能量。

——美國法律聯營網執行長　臧煜卓

在職場上我們有同事、部屬、上司，在家庭中我們有父母、兄弟姊妹、伴侶、小孩，我們熟悉整張人際關係網絡，知道因對象的不同，而有不同的相處方式，但是我們的情緒未必能分辨這層差異。當各種情緒與微情緒升起時，若讓它一視同仁地去面對不同對象，後果將不堪設想。因此在每種人際關係中拿捏分寸，管理好情緒，是很重要的一件事，遺憾的是大多數人不曾受過指導，對此一無所知。作者在書中讓我們深刻認識情緒管理的重要性，並提供了一套易學好用的方法EFT，幫助我們在家庭、職場、社會中做出正確判斷，人生達到真正的和諧、成功。

——Auria Resource Co., Ltd 董事長　鍾憲德

目錄

〈作者序〉

飛躍在生命的成功和喜悅中

是否你跟許多人一樣，總是壓抑情緒，試著表現出百毒不侵的優雅姿態，讓他人認為你是好相處的，是行事得宜的。但你可曾發現，內心暗潮洶湧的自我批判、憤怒、焦慮、拖延、憂傷等負面情緒，正在侵蝕你生命中的喜悅和活力？

不管是任由情緒主導你的生活，讓它影響大腦功能，損害身體健康、破壞人際關係、降低工作成效……，還是一直努力克制，以掩飾內心的感受，這些都是行不通的。

不妨試想一下，你正開車上山，不斷踩著油門試圖加快速度，油耗得很快，車子的引擎也燒得非常猛，但車速始終不如預期。突然，你發現，左腳正踩在煞車上，手煞車也是拉起來的。請問，如果想要加快速度，你是要繼續用力踩緊油門？還是要放開阻礙你加速的煞車系統呢？

生命是一個不斷在和自己挑戰的過程，華德・迪士尼說過：「如果你可以想像得到，你就可以做得到。」然而，我們為什麼沒有過著自己夢想中的生活？我們為什麼沒有自己夢想中的身材、夢想中的房子、夢想中的工作呢？因為我們的腦袋裡存在著許多阻礙我們前進的煞車系統——各種惱人的負面情緒，有些我們知道，但有更多不知道的情緒阻力藏在潛意識裡，妨礙我們前進。

世上有無數的人對生命妥協，他們有很多的情緒包袱，健康每況愈下，無法創造夢想中喜悅的生活。他們的生命好似被堵住了，時常卡在不健康的生活型態、有阻礙的思考習慣裡，或者長期陷入某種身體上的病痛。有人菸、酒成癮，有人瘋狂購物，有人埋頭工作，有人通宵玩樂……，這都是情緒依賴的表現。還有些人一天到晚抱怨，整晚握著電視遙控器不放，或成天沉迷ＦＢ、網路，或無法克制吃的衝動，甚至出軌……，這些只是讓人暫時逃避的止痛藥，長期下來會戕害身、心、靈的健康。更糟的是，它們將損害你的自信心和自尊心，然後你會開始自責，生命的能量變得更加負面。這些作為無法幫助我們實現夢想中的生活，就算你很富有，也無法在生命中得到真正的喜悅和自主。

如果你或你的家人、朋友陷入這類的惡性循環，時常感到悲傷、憂鬱、焦慮、恐懼、憤怒、沒有安全感，而你們也受夠了，受夠了將生命的自主權交給別人，你們深切渴望平靜、滿足、喜悅，那麼請注意了，一套有效的情緒療法能幫助我們徹底清理負面情緒、提升正面能量——ＥＦＴ（Emotional Freedom Techniques，情緒釋放技巧），它能讓我們釋放長期背負的情緒包袱、過去的重大創傷、恐懼、自我設限等問題，幫助我們實現理想中的生活。

這套工具能清理大多數人都有的情緒課題，卸下情緒包袱後，你將強烈感受到：

- 你的頭腦和思緒會變得格外清晰，能做出正確的決定。
- 你會充滿力量，去處理眼下該做的事情。
- 你會激盪出更多新的創意來解決問題。
- 你會回歸內在並感到平靜。
- 你會重拾生命的自主權。
- 你會更有信心並對生命持續保持樂觀。
- 你會對自己的生命負責，對任何一個行動或不行動負責。
- 你會有更多的自信和正面積極的能量，推動你往前走。
- 你會對生命有全新的看法；你會有更多的慈悲、關懷和寬恕的力量。
- 你會將過去批判和奴役你的聲音，轉變成你最好的教練和支持你的啦啦隊。
- 你會更快樂、更有效率地達成事情期待的成果。
- 你會徹底改變你的能量場，吸引正確的人、事、物進入你的生命中。

在本書中我將向你坦承自己的生命故事，當初我是如何深陷在情緒的狂風暴雨裡，藉由ＥＦＴ一步一步走出迷霧。這段生命插曲引發我高度的好奇心，我不僅親身體驗ＥＦＴ的情緒療癒，從中得到很大的幫助，一一印證上述諸項「神奇效果」。我還更進一步參與了相關課程，接受美國ＥＦＴ專家的指導，並且取得證書，成為專業教練，順應了自助助人的使命。

書中除了敘述我與ＥＦＴ的「機緣」，並介紹ＥＦＴ情緒療癒的發展背景、基本原理與效用，我將根據親身經歷及我指導過的實例，帶領大家逐一清理我們最常背負的十大情緒。為了充分說明敲拍的方式與順序，在介紹每一種情緒的排毒過程時，都會重複地將分解動作的圖示做一次完整的呈現，以方便讀者配合不同情境的引導實際操作。

ＥＦＴ情緒療癒的方法非常簡單、方便且有效，當我們自己有困擾時可以自行運用，也適合讓它陪伴你的家人、朋友克服情緒的阻礙，幫助更多的人一起飛躍在生命的成功和喜悅中！

什麼是 EFT？

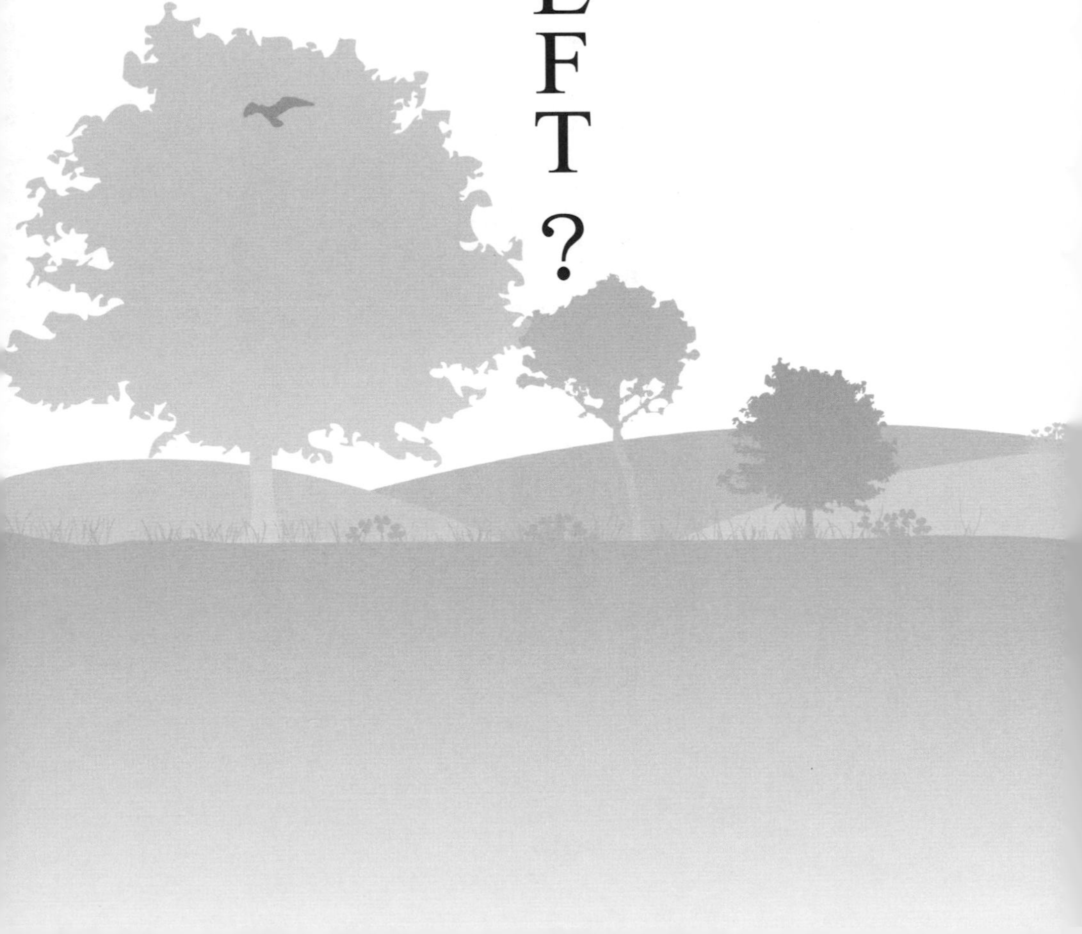

第1章 因為愛

我與EFT的接觸，從一段人生故事開始說起

我曾經擁有一個家，建立在晴空朗照的雲端之上；我曾經擁有一種幸福，立基於平靜圓滿的身心之巔；我曾經擁有許多記憶，存放在虛無浩瀚的雲端硬碟之中……。

那一年春天，不知從何處突然吹來了一陣狂風，這狂風獵獵吹走了我生命中那一朵潔白的雲，摧毀了我的家。在飛砂走石的驚惶迷亂中，我什麼都看不清，直到風止了，塵埃落定，我才發現自己跌落在一片荒蕪的沙漠中，一個人徒步行走，饑渴交迫，我甚至沒有太多時間悲傷，因為，我必須趕緊找到我的綠洲。

二〇〇八年二月，我隻身從美國西雅圖的家飛往奧勒岡，因為，我和先生在那裡投資了一處高爾夫球度假村，我必須趕往處理自來水管線及污水排放等問題。四月

中，我回到西雅圖，迎接即將到來的報稅季，並規劃我們原訂於五月成行的西班牙之旅。

我如往常般忙碌著，幸福而滿足，因為，我和先生有一個共同的夢想，就是希望提早退休，遷居到我們正規劃中的海灣別墅。我們在華盛頓州史魁恩（Sequim）附近的海灘買下了一塊地，那是美國西北部，甚至加州人夢想中最美好的退休聖地，許多航空公司退休飛行員都住在那裡。那裡總是晴空萬里，不像西雅圖那麼多雨，從高空往下俯瞰，在一片如棉花般堆疊的雲層當中，史魁恩就像雲層中的一個湛藍洞口，好似造物主特意留下來窺探人間的一扇窗。史魁恩有兩個高級海灣，不大，住戶也很少，我們買下的那塊地就在約翰韋恩的高級遊艇碼頭旁邊，附近還有一個度假村與公園，退休後，我們可以在那裡享受與海天雲影為伍的悠閒生活，可以去環遊世界，想做什麼就做什麼。這一切美好的想望，值得我們付出一切努力。

●自棋局中迸射而出的火花●

但是，就在回到西雅圖的第一天，我嗅到了一絲不尋常的氣息，我先生並未如往常般於下班後立即回家，左等右等，直到深夜十二點多還不見人影，於是我打了一通電話給他，沒想到在電話那頭迎接我的竟是一股衝天的怒氣。我被這股怒氣給震傻了，奇怪！他晚歸，我打電話關心是天經地義的事，他為何發怒呢？自從認識他以來，歷經六年交往、二十年婚姻生活，他從來不曾夜不歸營，幾乎不發脾氣，為什麼一個既內向又溫文儒雅的人竟然在一夕之間變了個樣子？顯然在我滯留奧勒岡的期間，一定發生了什麼事，他到底怎麼了？

我心中揣著許多疑惑，等待著……。深夜一點鐘，他總算回來了，臉上寫滿了不高興。我問他：「到底發生了什麼事，你為什麼不開心？又為什麼那麼晚回家？」

他說：「就是之前我告訴妳的，我的同事成立了一個西洋棋俱樂部，我去教他們下西洋棋，就是這樣而已，什麼事也沒有。」

我先生是挪威西洋棋冠軍，幾個月前，他的確曾經告訴我，他手下的一位女同事成立了一個西洋棋俱樂部，邀請他去指導他們下棋。關於這件事，我始終是樂觀其成的，因為我先生是個極端內向的人，除了公司同事之外，幾乎沒有朋友，也極少與人互動。過去，我不斷鼓勵他多走出去結交朋友或參與一些社交活動，他總是極不情願，如今他總算開始有了社交活動，我豈有不支持的道理？然而，眼前的狀況卻開始令人感到不安與疑惑，我問他：「你和那位同事之間沒有什麼吧？我是說，你們之間有沒有什麼曖昧『關係』？」

他知道瞞不住我，索性老實對我說：「沒什麼大不了的，我們之間大概就是彼此有些喜歡，互相有些吸引力吧！」我當時心想，他既然敢如此坦誠對我說出實話，就表示他們之間還沒發生什麼，事情大概還不嚴重，於是我非常慎重地提醒他小心點，千萬別不小心擦出愛的火花了。

我們家大自購地、買賣房屋、投資、報稅、度假規劃，小至柴米油鹽醬醋茶，整理、剪草，統統都是我一手打理，我先生只負責上班。由於忙著報稅，於是我暫且放下了那些不安與疑惑，同時開始安排五月的西班牙之旅。

●卡帝斯的最後通牒●

旅遊是我們二十年婚姻生活中的「必然」，也是共同嗜好，因此，每年的旅遊假期總是讓我們非常期待，但是，在五月的西班牙之旅中，他卻顯得魂不守舍，完全不像已往的熱切與投入。他的異常反應使我非常不滿，在百般追問下，他總算吐露出六月將帶著「她」前往印度出差，並於忙完公事後共同前往新德里及「泰姬瑪哈陵」等地旅遊的「祕密」。他說得那麼理所當然，彷彿他所談論的是他與新婚妻子未來的蜜月旅行，而我不過是個路人甲，並非他結褵二十年的妻子。

他的話語如同充氣幫浦，不斷朝我胸口裡的一只氣囊灌氣，鼓脹的氣囊瞬間爆炸：「什麼？你瘋了嗎？」我知道事情嚴重了，便問他：「你們孤男寡女一起出差、旅遊，要不發生什麼是不可能的，你現在是擺明了告訴我你們即將發生關係嗎？你別想帶她去，想都別想；要不你就別去出差了！」

這是我們之間最悲慘的一次旅遊，我滿腦子都在想如何讓他恢復理智，回到我們的生活常軌上來，也一路都在說服他放棄帶她出遊的念頭。過去，他極少堅持己見，但令我驚訝的是，這一次，不論我說什麼，他竟然私毫不動搖。我憤怒到了極點，以至於到了西班牙卡帝斯（Cardiz）時，我嘶吼著對他下了最後通牒：「如果你堅持要帶她去，我們只好離婚了。」沒想到他竟回答我：「我既不想跟妳離婚，也不想終止和她的關係。」

這算什麼？回程我們經過荷蘭的阿姆斯特丹，一天晚上，我再也承受不住壓力，悶燒的情緒再次如火山噴發：「你寧可跟我離婚，也不願意割捨和她之間的關係？如果真如你所說的，你們還沒發展成男女關係，但這一段還沒開始的關係就可以讓你執著到這種地步？我們結婚二十年、交往六年間的所有的一切，你統統都不要了？你就不能不帶她去印度？」

他哭喪著臉，彷彿我要求他跳火山口自殺似的，告訴我，沒辦法，他做不到。整個晚上，我感到既痛苦又無力，根本無法入睡，只能邊哭泣邊嚎叫邊問他：「為什麼？」一面對我前所未有的瘋狂及質問，他只說，他也搞不清楚自己到底怎麼了，就是無法不去，換言之，他並未改變初衷——堅持帶她一起前往印度，並請求我的諒解。

●我不是他媽，我是他妻子！●

在世人的眼中，我們兩個都是既聰明且優秀的——我們是長春藤名校康乃爾大學的同班同學，擁有電機碩士學位，此外，我還擁有加州大學洛杉磯分校的企管碩士學位。我們擁有世人所豔羨的高收入與好工作，經濟條件優渥，光是西雅圖的家就有兩百多坪，院子也有三英畝多，但這只是我們所擁有的資產中的一部分而已。在決定嫁給他之前，我花了六年時間與他交往並觀察他的為人，足可以證明這一切絕非兒戲，但在面對眼前這場桃色風暴時，我們的學識與社會地位完全派不上用場。從頭到尾，他都搞不清楚自己為什麼會陷入目前的窘境，我則完全無法面對那如海嘯般狂襲的情緒。

他簡直如同中了苗女的蠱毒般地迷戀上她——一位比他整整小了十七歲的女子。說起這女子，其實我曾與她有過數面之緣，她的外貌並不出眾，又超重，沒上過大學，父母都有酗酒的習慣，她父親拋妻別子離家出走，她自己也酗酒、抽菸，曾患過癌症，開過刀，過去所交往的男朋友全都是美國人俗稱為「White Trash」的男人。他怎麼會寧可捨棄我們二十幾年的感情與婚姻，迷戀上這麼一位女子？

結束了這趟悲慘的旅行之後，我們回到西雅圖，他說「她」想見我，並且堅持不要他在場。我單獨赴會，這女子開門見山地說，她並不想欺騙我，也不想破壞我們的婚姻，她甚至並未預設這段感情未來的結果，只是，他們現在的確在熱戀當中，彼此相愛到不可自拔，也許過了這陣子之後，情感便會淡下來。她說她這輩子從來沒想過要從一而終，她未來還想結交許多不同的男朋友，體驗不同的情感經驗。她認為過了這段熱戀期之後，他們彼此之間若還有愛，未來就算一個月只見一兩次面都行；如果彼此不合，分手也是極自然的事，但是在這個當下，他們希望能夠自私一點、多愛自己一點，享受他們之間的熱情和快樂，希望我能夠諒解並成全他們的戀情。

天哪！她是外星人嗎？或者她以為她在跟他媽說話？我不是他媽，我是他妻子吔！到底是她瘋了還是我瘋了？這世界上沒有一位妻子能夠忍受這樣的事情，她到底知不知道自己在說什麼？而我先生竟會瘋狂迷戀上一個這樣的女人？

因為這次的見面，因為她單刀直入的談話內容，使我連睜一隻眼閉一隻眼的可能性都沒有了。她徹底擊潰了我，我彷彿在九一一時受到攻擊的雙子星大廈，從昂然挺立、睥睨世間，瞬間化為煙塵；但是，還有另外一個我不斷保持著清醒，那個我對這一切感到好奇，不斷分析著事件的成因、思考著因應的對策，並一再釐清自己對於這段婚姻的取捨與存廢。雖然現實狀況已經糟到了極點，但我始終認為以我先生的聰明，他總有一天會恢復清醒。我將現況視為一種「病」，就好像拉肚子一般，你無法阻止它，但可以治療它，等待病情好轉……。

●美景中的告別式●

為了這場「病」，我嚴重失眠，有時連著幾天都無法入睡，血壓一度低到僅剩收縮壓七〇／舒張壓六〇，甚至因全身虛脫無力而被員工緊急送進醫院急診，在急診室大吐特吐；為了這場「病」，當他和她從印度回來之後，我甚至砸爛了家裡的許多物品與家具，我當時心想，若是將整個房子炸掉就能解決我們的問題，我也不惜炸爛我們的房子。

我意識到怨懟情緒的巨大傷害，為了治療這場「病」，我上網大量閱讀有關婚姻與中年危機的相關論述；甚至說服先生和我一起去找婚姻諮商，歷經了一女一男兩位婚姻諮商師，依然無法解開我們之間的那個結。有時，我感覺我先生內在似乎住著兩個靈魂，當我和其中一個靈魂對話時，另一個靈魂完全記不得我們曾經有過的對話內容；反之亦然。我們就像兩股相斥的力量，一個往左，一個往右，完全沒有共識，乃至於將那個結越拉越緊了。

七月，我覺得自己再也無法忍受了，要求他搬出我們共同的家。他說他很忙，既沒時間找房子，也沒時間搬家，更何況過去所有關於找屋、換屋、打包、搬家等事情都是我一個人處理的，他根本不知如何下手，於是，我便於當天上網找了一個離家不遠的房子，打包了隨身物品，隔天便搬出了我們的家。

從二〇〇八年六月到二〇〇八年十二月的半年之間，他內在的兩個靈魂各說各話，一會兒說要與我復合，保證不再去找她；一會兒卻又決定回到她身邊去，如此來來回回達三次之多。這過程對我來說猶如一種凌遲，我感覺自己已結痂的傷口被撕開，再結痂，再撕開，再結痂……終至於血肉模糊。每次在我做好了離婚的最壞打算與心理準備時，他便突然說要復合，復合期間，他整個人卻焦躁得如同熱鍋上的螞蟻，捱不了多久，他又說他受不了了，必須回到她身邊去，於是，我必須澆熄重新燃起的希望火苗，再次跌進灰燼之中……。

二〇〇八年十月，在我們拉鋸的短暫空檔中，趁著彼此尚未喪失理智之際，我們預先做好了離婚的種種協議與資產分配；二〇〇八年十一月，在最後一次復合狀態中，他再度向我保證他們已經分手，這一次絕對不會再回頭去找她，「這一次絕對是『真的』。」他如此斬釘截鐵地保證著，甚至在十二月一日——我生日當天，請我吃了一頓浪漫大餐，這種種作為，讓我相信這一次真的是「真的」。於是，我們決定前往我們第一次共遊的夏威夷，希望在那裡修復兩人受傷的心靈與愛情。

因為他的工作因素，我比他提前抵達夏威夷，可是就在我抵達夏威夷的一週之後，他在越洋電話中做了最後一次與我分手的決定。他總算做了最後的決定，而且，這一次才是「真的」。雖說如此，他仍然依約來到夏威夷與我相會，但我們並不是在這裡共度結婚二十週年的蜜月，而是在這裡清算我們的資產。誰能想像得到，在這個我們初次共遊的度假勝地，在陽光、藍海、沙灘與熱情的草裙舞交織的美景中，我們的婚姻徹底崩毀，我們的資產也一分為二，這一切就像草裙舞女郎擺動她的裙襬一般容易。至於我們共同的夢想呢？也隨著夏威夷的風吹向遙遠的天際，杳然無蹤。我的心就如乾涸的大地，乾裂而荒蕪，支撐著我繼續走下去的，是一種「好奇心」，我想知道為什麼，我想知道未來還能如何走下去，於是，我出發去尋找我的綠洲。

●與能量的初遇●

簽字離婚之前，我經歷過一段渾渾噩噩的恐怖歲月，在我即將進入五十歲的知天命之齡，我不僅不知天命，腦子裡還塞滿了有生以來最多的問號，生命也面臨著前所未有的混亂，我不斷患得患失地想著：我該怎麼辦？我的未來將會變成什麼樣子？我是否就要變成中年棄婦？中年棄婦的生活究竟是什麼樣子？未來，我還能有下一個伴侶嗎？或者我必須孤獨終老？我的心日日夜夜被焦慮、緊張、憤怒、無力、挫折等情緒占據，經常感到心悸與頭痛，整天如遊魂般在兩百多坪的房子裡遊走。

各種負面情緒如一片流沙，而我則是它的獵物，它正張開如漩渦般的大口，一點一點地吞噬我。我知道如果再不做些什麼，我必定會在其中滅頂。於是我開始嘗試做整脊的能量治療、聆聽一些具高能量的有聲書。在整脊師的調理下，我的血壓逐漸恢復正常，思慮逐漸澄明，並且進入一種奇怪而陌生的狀態：我感覺自己彷彿已婚，又似乎未婚；我彷彿認識我先生，又似乎不認識，他宛如一個天外來的訪客，突然降落在地球，來到我面前，我幾乎不知該以什麼樣的語言和態度來面對他。

在我所聆聽的有聲書中，有一本名為《當下的力量》（*The Power of Now*），它不僅讓我感到非常平靜，更像是一個保護罩，將我和這些糾纏不休的苦惱區隔出一段安全距離，以保護我不受負面能量的侵害。當我無法入睡的時候，甚至連續兩週早晚播放這本有聲書，漸漸地，我像是耗盡能量的電池又充飽了電，有了力氣，我告訴自己，一定要在最短的時間內走出情傷。同時間，我還做了能量心理治療、身體能量治療、聲音療癒（sound healing）、花精（flower essence）、神經語言程式學（Neuro-Linguistic Programming, NLP）等，尤其是EFT「情緒釋放技巧」的治療。在這些治療中，我感覺自己逐漸與一種更高的能量融合，思慮變得清晰澄明，智慧也如一盞明燈般照亮黑暗，我的綠洲逐漸在眼前浮現。我相信，在所有傷害的背後，一定隱藏著一份「禮物」，我開始像個期待耶誕節到來的小孩一般期待著這份禮物。

●無法打包或封存的「非物質能量」●

我旅居美國近三十年，早在結婚之初便和先生協議好不生小孩，為了配合先生的內向性格與作息，我從一個原本喜歡彈鋼琴、唱歌、跳舞的活潑女孩，變成遠離朋友、在家工作的居家婦人。自一九九〇年起，我便在家工作，身邊除了一位老簿記之外，所來往的均是網路彼端的會計師、律師、銀行行員、地產經紀人和少數幾位在遠處工作的員工，曾經鍾愛的一條老狗也在幾年前一命歸西，我的家人遠在天邊，可以說，不知不覺中我的生活幾乎以先生為重。

我和先生無話不談，彼此信任，他經常和我談論公事上的困擾，我會幫他出主意；他經常和我分享生活中所遇見的新鮮事，然後和我一起爆笑出聲；我們經常一起去抓螃蟹、釣魚，或者駕駛自己的遊艇，徜徉於海天一色的廣闊天地之中，享受海浪與海風交相鳴唱的大自然之聲。有時候，我們也會前往另一處海灣別墅度假，日子過得棒極了！多年來，我感覺幸福，渾然不覺這是一種乏人分享的幸福；我感覺富足，卻不自知這是一種沒有「自我」的富足。直到經歷了情傷之後，我才發現自己的情感根本無所依託；直到做了能量治療之後，我才從一個愛先生比愛自己還多的角色中脫胎換骨，重新看見自己，發現我有多麼愛自己！

因為「好奇」，所以我像沙漠中渴水的旅人般汲取知識的甘泉，在多方閱讀、嘗試各種能量治療的過程中，我的「覺知」如同一條從天而降的繩索，將我一點一點地拔出那一片吃人的流沙，雖然情緒仍不免低潮——有時候在和他對話時，腦海會突然顯現出他們兩個在一起的種種景象，使我恍神到近乎精神失常；有時候說著話，感覺整個人似乎飄浮在空中，毫無現實感；有時我會莫名感到憤怒，不論置身於任何場合，我都會不顧一切地以憤怒的方式說話。但我知道，某一部分的我正漸漸甦醒過來，有一個全新的我將要破繭而出……。

話說我們從夏威夷回到西雅圖之前，我先生便立刻登記離婚，依據華盛頓州的法律，從登記離婚到實際生效必須歷經九十天的觀察期，這一段期間，我如同戰敗的士兵，開始收拾行囊，準備撤離駐守長達二十年的陣地。那時候，我沮喪到幾乎沒有能力打包任何物品，於是，便請了一位員工到家裡來幫我打包，我的小妹也遠從紐約飛來，一方面幫我整理個人物品，一方面給予我精神上的支持。在美國生活了近三十年，我的個人物品雖然多，但畢竟具體可見，打包起來雖然花時間，但還不算困難，反正帶不走的就堆在倉庫裡，時日久了，或許也就忘了。但情感呢？那是一種會隨處亂竄，既不能封存又不能打包的「非物質能量」，關於我的愛情，關於我的婚姻，關於這二十六年的記憶，我該把它們存放在哪裡？又如何存放呢？

回想這二十六年的感情與婚姻，之所以會以離婚收場，其實早在二〇〇五年便出現徵兆。那時，我們覺得多年來所累積的財富與資產已差不多足夠。事業、收入及存款都已達到美好豐足的狀態，生活於是開始顯得有些單調及無聊，失去了成就感與滿足感。當時，我們並不知道為何會產生那種匱乏感，只是對眼前的生活開始有了抱怨與不滿，有時也不免將這些情緒投射在彼此身上，彷彿是對方讓自己過得不開心，而我們的快樂與否似乎都繫在對方身上。

在做過能量治療之後，我終於明白了我們之間的問題。一直以來，我們為了實現「提早退休」的夢想而不斷積攢財富，鞭策著我們的其實是一股「逃離恐懼」的驅動力，而非真正的熱情。由於我們想要提早「逃離」職場，由於我們不希望退休後衣食匱乏，於是在年輕時拚命工作賺錢、累積財富，這所有的努力都是為了退休後的生活所做的準備。就因為如此，我們的心靈失去了平衡，同時在感情上也顯得壓抑。因此，當生活進入一種安穩的狀態時，那些長年以來壓抑的情緒便悄悄地萌芽，並且越來越茁壯，終至不可收拾。

由於我在家工作，所做的還算是自己喜歡的事情，因此我的問題並不像我先生那麼嚴重，事實上他已壓抑了許久，最糟的是我們彼此都並未察覺，乃至於在中年時爆發出嚴重的「中年危機」，而他應對這場危機的方式便是——出軌。

我曾經遺憾自己沒有在問題剛發生時及早發現，然而木已成舟。關於這二十六年來的美好與哀傷，雖然無法打包帶走，卻終將如影隨形地追隨著我到天涯海角。我將二十六年的愛情與婚姻遺落在美國，卻終將找回全新的自我……。

●在能量治療之後●

為了進一步探索與療癒，我報名了一個為期四天的能量心理治療高級課程，開車前往奧勒岡州的波特蘭市上課。在四天的療程當中，我不斷地練習對治各種負面情緒的技巧，不斷地釋放負面情緒，不斷地內觀，不斷地感恩，不斷地給予自己祝福，情緒也不斷地排毒。四天之後，我感覺自己煥然一新，進入一種奇妙的「轉換」狀態。若非要用文字來形容不可，我只能說，我彷彿是一個初次離開家鄉的青年，打算前往遠方開創自己的未來，雖然感受到初次離家的痛苦，卻同時感受到未來的新世界裡充滿了光明、愛與友善，使我滿懷希望地踏上新世界的探索之旅。

上完了四天課程，在開車回西雅圖的路途上，凡是眼睛所見的事物，不論是陽光、空氣、路樹或青草，彷彿都和我連結為一體，我就是它們，它們就是我。我感覺造物主或宇宙的愛充滿在身體的每個細胞裡，也充滿在萬事萬物的分子當中，那真是一種無法形容的、既美妙又神聖的感覺。

在回家的路上，接到一位朋友的電話，她在電話中告訴我：「哎呀！妳的聲音都變了，變得既清脆又高昂，聲音裡帶著平靜與喜悅。」是的，我的確感覺到平靜與喜悅，足以證明這一切轉化並非我所想像出來的，而是明顯可見的，這是真的。

●寒風冷雨中的最後一夜●

二〇一〇年十一月二十五日，我打包完所有個人物品與行李，那也是我待在美國的最後一天，當這一天結束之後，我將切斷與婚姻相連的臍帶，回到我的故鄉台灣。那一天，我先生，不，前夫，說要送我前往機場搭機。臨去前的深夜，我和他在客廳裡有了一番簡短的對話，我對他說：「我知道你很痛苦，如果這痛苦巨大到令你難以承受，我建議你不妨去做EFT或Psych-K之類的能量治療，那將會對你有所幫助。」

但是，他似乎沉浸在他的痛苦當中，根本沒把我的建議聽進去。他問我：「在經歷了那麼多事之後，在眼前這個即將道別的時刻，為什麼妳可以這麼平靜？」

我說：「我不知道，雖然我仍然不快樂，也不知道未來將會如何，但我就是感覺到一種平靜與喜悅，我知道我正在走向一個新生命的開端，而且我知道這個新生命將是非常友善、非常美妙的。更何況回到台灣之後，我可以和我的家人在一起。」我告訴他：「I'll be OK.」

十一月的西雅圖寒風刺骨，半夜，天空飄著冷雨，他送我到機場，幫我將行李推到航空公司的報到櫃枱並辦好託運手續之後，我們回到停車處旁的走道。看著他在黑夜中孑然獨立的身影，以及照在他身上那冷冷的燈光，看起來一臉淒慘，一副想哭又哭不出來的樣子，彷彿我拋棄了他一般。我心裡不禁苦笑，究竟是誰拋棄了誰呢？

他說：「我很痛苦，感覺今天的道別是一個可怕的結束，好像永別似的。」

我說：「就婚姻而言，離婚的確是一場婚姻的告別式，不然我們還能怎麼形容它呢？」

他說：「我真的弄不清楚到底發生了什麼事情，為什麼事情會變成這樣？」

我說：「那你為什麼不先搞清楚發生了什麼事情之後再做決定呢？」

他說：「我沒辦法。」

我心想，既然沒辦法，那就真的沒辦法了。

大約凌晨三、四點左右，我搭上了長榮班機，直奔家鄉。就在我回到台灣之後不久，他與「她」隨即註冊結婚，成為了正式夫妻。雖然如此，我們仍然保持著 e-mail 的往來，就在我們離婚將滿兩年之際，他開始不止一次地在 e-mail 中告訴我，他覺得他犯了一個可怕的錯誤（I made a horrible mistake.），但那又如何呢？我已經開始了我的新生活。在台灣，我有家人與許多朋友，社交活動變得多采多姿，此外，我持續做諸如瑜伽、花精療法等能量治療，也持續使用EFT的方法排除各種情緒的餘毒。

●接觸EFT●

最後，我在能量治療中發現了隱藏在那些痛苦背後的「禮物」——離婚後，我不僅找回了自己，過著自主的生活，同時，我明白了一件事：若說我此生來到世界的目的便是要學會「寬恕」，必然要有另一個靈魂願意扮演「加害者」的角色，對我做出一些足以構成傷害的事情，我才能從這些經驗中真正學會寬恕。因此，表面上的傷害其實並非傷害，相反的，這個靈魂是來幫助我完成我的人生功課的，我應該感謝他。再說，如果耶穌基督能夠寬恕那些把祂釘上十字架的人；如果南非前總統曼德拉能夠寬恕那些把他送進監牢裡，使他過著二十五、六年禁錮生活的人，我為什麼不能寬恕這個一時糊塗的人？更何況他並不是惡意要傷害我，他自己也在受著苦。

這一切體悟並非刻意「想」出來的，也並非光「想」便能做到的，而是必須歷經一種下意識的情緒轉換——當身體的每個細胞都同意寬恕，並且感覺到寬恕的能量與無限大愛的時候，真正的寬恕才會發生。在能量治療，尤其是EFT的幫助下，我寬恕了自己，寬恕了他，並且懂得什麼是真正的愛。當察覺到這些變化時，我發現，愛與喜悅不必外求，它們可以如湧泉般從我自己內在汩汩流出。這種無所不能的力量，使我覺得自己有能力克服人生中所有的考驗與障礙。

接觸ＥＦＴ之後，我再也不害怕任何無來由的情緒，相反的，我會興奮地迎接它們，因為，當情緒——尤其是無以名狀的情緒出現時，正代表著某種潛藏於心靈深處的問題已經浮現，一旦能「看到」它們，ＥＦＴ便能幫助我們解決。譬如，二〇一二年十二月的某一天，我突然感受到一股沒來由的匱乏感，但在現實生活中，我實在完全沒有感到匱乏的理由。透過ＥＦＴ回溯技巧，我挖掘出一個久遠前的故事：

在一座老舊的日式房舍裡，母親抱著才四、五歲的我，邊搖晃邊哄著我入睡，夏日午後的豔陽正熾，我明明很睏了，卻又熱得睡不著。在半夢半醒之間，我呢喃著對母親說：「媽媽我好熱，我想去游泳，我想去泡水。」媽媽說：「傻孩子，我們現在沒有錢，等我們有錢了，媽媽再帶妳去游泳。」

在回溯的過程裡，我接收到了母親當時所有細胞裡所釋放出來的痛苦訊息。那時，爸爸剛開始創業，我們不僅得借貸度日，媽媽還得每天趕在三點半前將錢軋進銀行裡，以免支票跳票，日子過得苦不堪言。當時的我雖然年紀小，卻完全接收了那些貧窮與匱乏的訊息，這樣的日子一直持續到了初中之後才漸漸改善，因此，雖然日後的生活富裕了，但細胞的能量場中其實充塞著匱乏的恐懼。

透過EFT的回溯技巧，我以感恩與愛去看待過往種種，並與當年的自己對話，修改了當年的感覺與記憶，代之以快樂、信心，並且迅速療癒了內在深沉的恐懼。

另一個與貧窮相關的故事：我一直很怕蟑螂，非常非常害怕，乃至於怕到不敢打死牠們。那是因為童年的貧困，使我們家的生活空間裡處處可見蟑螂，因而在我內心裡埋下了一枚恐懼的炸彈，只要看到蟑螂，這枚炸彈便會引爆，嚇得我四處逃竄。同樣的，透過EFT的技巧，我療癒了內在深層的蟑螂恐懼症，並在五十歲那年，生平第一次打死了一隻蟑螂。

●和宇宙大愛連線●

在此，我之所以大方分享我內在最深沉的創傷與恐懼，那都是因為「愛」。老吾老以及人之老，我暫且將這句話改寫為：痛吾痛以及人之痛。我曾經痛過，希望所有正在經歷各種痛苦的人都能自痛苦中解脫；我如今如此平靜與喜悅，希望所有正在受苦的人都能找到真正的平靜與喜悅；我正在我的綠洲裡，希望所有仍然身處沙漠的旅人，都能順利尋找到自己的綠洲。你就是我，我就是你，這個世界充滿著宇宙的大愛，這大愛如同母親的懷抱將我們緊緊圍繞，我們毋庸恐懼，只需要放開心靈的水閘，讓鬱積的情緒之水自由流動，那些淤塞的死水便能成為一股活泉，再度清澈澄明。

請你信任我，信任ＥＦＴ所能帶來的奇蹟似的改變，這一條路，我曾經走得很艱辛，也付出了昂貴的代價。為了探索能量治療，我上了許多專業課程，其中包括唐娜・伊頓（Donna Eden）的身體能量治療；羅伯特・威廉斯（Robert Williams）、布魯斯・立普頓（Bruce Lipton）、史提芬・湯普森（Stephen Thompson）、史丹・豪爾（Stan Hall）的 Psych-K 指導；蓋瑞・克雷格（Gary Craig）與大衛・范士丹（David Feinstion）所教授的ＥＦＴ；受過世界知名ＮＬＰ老師理察・班德勒（Richard Bandler）、懷亞特・伍德斯莫爾（Wyatt Woodsmall）的指導，成為專業教練；我也是東尼・羅賓斯（Tony Robbins）心理危機策略性干預（strategic intervention）課程所訓練出來的專業教練，專研非常針對性地深入情緒和內觀的方法。此外，我也是布蘭登・伯查德（Brendon Burchard）的一種潛能巔峰激發課程（High Performance Coaching）所認證的高績效教練，並且研究ＥＦＴ回溯與一般回溯，甚至催眠等。這些課程所費不貲，但我畢竟因此擁有了許多自助與助人的有用工具。

一旦清除並釋放所有的負面情緒之後，我們的心靈將如同一座金礦，閃耀著金色的光輝，我的經歷便是一個最好的例子。我認為，助人將是我人生下半場的重大使命，而ＥＦＴ是一種既有效又普遍的方法，它完全不具侵略性與傷害性，能夠適用於絕大多數的人，讓人們從一蹶不振中重新找回自信。

在往後的篇章裡，我將為你介紹EFT這套自我療癒技巧，你不必花太多時間，也不必費心尋醫問藥，只要你願意敞開心扉，嘗試書中所介紹的方法，便有機會和宇宙大愛連線，靠著自己的力量，在極短的時間內療癒心靈內在的傷痛。當然，EFT並非萬靈丹，效果因人而異，但它絕對是個值得嘗試的方法，是個希望。我如今將這希望的火把透過這本書傳送給你，希望你伸手接過它，靠著自己的力量，照亮未來的路。

第2章

對你的情緒說聲「嗨」

認識EFT的發展、原理與效用

我們可以透過以下的比喻，了解什麼是EFT（Emotional Freedom Techniques）——「情緒釋放技巧」：

想像一個患了夢遊症的人於深夜入睡之後，突然起身，換好外出服，拿起釣竿走出門外，夢裡的他正打算到住家附近的小水塘去釣魚。這時，剛好遇見一位晚歸的鄰居，鄰居禮貌地和他打招呼，說了聲：「嗨！」夢遊者突然驚醒過來，一方面假裝若無其事地說：「嗨！你好！這麼晚才回家啊？」一方面搔搔後腦勺，完全不知自己於何時、為什麼離開床鋪，只好悻悻然返身走進家門，收好釣竿、脫下外出服，躺回床上……。

假設這夢遊者是一枚腦神經細胞，而夢遊時的一切舉動是「情緒」，當他遵循著夢境的內容做著所有無意識的舉動時，一切行為（情緒）看似合理，只是相較於清醒時的他而言，這整個過程與行動卻是一種不清醒與不由自主（無法控制情緒）的狀態。而這位適時出現的鄰居所喊出的這一聲「嗨」，則無異於本書將要介紹的ＥＦＴ（情緒釋放技巧），這一聲「嗨」切斷了夢境（情緒），讓夢遊者回復清醒（清除負面情緒），回到床上（平靜喜悅的人生）來。

的確，很多時候，情緒就像一團霧霾，蒙蔽了我們的心智，當我們被各種強烈的負面情緒蒙蔽時，心智經常顯得極為軟弱，乃至於做出各種錯誤的行為或決定。現在，我們可以成為自己情緒的主人，透過ＥＦＴ的簡單技巧，四兩撥千斤地撥開情緒的迷霧，重新奪回發球權，選擇自己所想要的人生。

● 心智的霧霾 ●

至於情緒為何可以影響我們的心智？首先讓我們簡單了解一下大腦與情緒的運作模式：我們的大腦中有一個部位稱為下丘腦（hypothalamus），專門負責接收和記錄我們的情緒，並且依據情緒的強度發送信號至腦下垂體（pituitary gland）和腎上腺髓質（adrenal medulla），以便作出適當的反應。當下丘腦受到輕微刺激之時，我們會感到興奮；當刺激的程度太強時，我們會感到害怕，而一旦感到害怕時，便會做出各種自我保護或自我防禦的行為。

譬如：某一天上班時，老闆突然出現在辦公室，對所有人宣布，因為公司業績達到標準，明天全公司放假一天。老闆所宣布的訊息對下丘腦形成了一種輕微的刺激，於是全公司員工在接收這個訊息之後都興奮雀躍不已；再譬如，有位持槍歹徒突然闖進超市，舉槍大喊：「搶劫！」這時購物群眾要不嚇得四竄奔逃，要不就地臥倒，這就是在強力刺激下所產生的自我防禦或自我保護行為。

當我們感到害怕或受到威脅時，下丘腦會通知腎上腺，於是腎上腺開始分泌大量腎上腺素，同時大腦也會指揮細胞釋放蛋白質荷爾蒙及壓力荷爾蒙——可體松（cortisol），這時，我們的理解力、創造力以及消化系統效能將會降低；相反的，卻引發了我們對於環境的敏感反應、睡眠障礙、被壓垮的感覺、疲勞、被耗盡的感覺、脂肪的囤積……。而一旦這種強力的刺激持續達到一定時間之後，我們的身體便會像長期繃緊的橡皮筋一般失去應對生活的彈性。

●對你的情緒說「嗨」●

另外一種說法即所謂的「精神控制論」，這派理論認為，我們大腦裡有一個舒適調節器，當我們在熟悉的環境中遇見熟悉的人並且做著熟悉的事情時，我們是感到「安全」的，這即是所謂的「舒適圈」。反之，當我們今天因為一個意外而突然置身於一座非洲莽原當中，眼前出現了一群赤身裸體的非洲原住民，口中操著「咿咿呼呼」的不明語言朝著我們圍攏過來時，我們便大大地脫離了自己的舒適圈，這時，大腦裡的舒適調節器會產生「害怕」的想法，以刺激腎上腺，讓我們產生應付危機的能力。

在人類所有的行為當中，有百分之九十五屬於不自覺行為，而且這些行為大多在七歲以前就已成形。隨著年齡漸長，我們開始學會控制情緒，進而能夠控制自己的行為。但是，如果我們沒有學會如何控制情緒，任其「自由發揮」，情緒將主導心智，使得我們的智慧和潛能無法發揮，也將影響生活品質。

至於情緒為何會形成一個牢不可破的羅網，將我們牢牢捆住呢？這是因為當我們反覆經歷某一種情境時，我們的神經會形成一個固定的路徑，因此，當碰到某個類似情境時，大腦的神經元便會直接聯結到那個相同的路徑，並且產生相同的情緒反應。例如：一個經常遭受父親責打的受虐兒，每當父親破口大罵，便是即將挨打的時候，這使他產生恐懼的情緒並縮起身子，日後，一旦父親開口罵人，縱使並沒打算要揍他，他仍會下意識地縮起身子並感到恐懼。影響所及，當他長大成人之後，一旦遇見有人爭吵時，便會激發深層的恐懼心理或憤怒。

這種沒來由的恐懼就如同本章開頭所提及的夢遊，並非由當事人清醒的意識所掌控，而是來自於下意識，這時候，若有某個人對著他說「嗨」，便能喚醒他，使他脫離恐懼的情境，而EFT便是這一聲「嗨」。EFT所能對治的不光是堅不可摧的深層情緒，它能對我們所有的情緒說「嗨」，這是因為它的敲拍技巧，能夠在我們產生某種情緒的當下，幫助我們「甩」掉這些神經的連結，降低那些產生不安情緒的「化學能」，使我們不再受情緒和化學作用的控制。一旦負面情緒不再與事件或情境產生連結，我們就能夠在沒有情緒的干擾下清楚地面對事件，並且條理清晰地加以處理，而不再受到那些「感覺」或「想像」的箝制。

●關於EFT——情緒釋放技巧●

EFT——「情緒釋放技巧」，是屬於能量心理治療體系當中的一種方法。有趣的是，它雖然有別於傳統心理學，卻是源自於一位執業超過四十年的心理學家——羅傑・卡拉漢博士（Dr. Roger Callahan）。不但如此，它還青出於藍更勝於藍，能夠以簡單、快速及突破性的技術，迅速解決人們的情緒困擾與心理沉痾，即使那些經過無數次傳統心理諮商仍然解決不了的深層問題，也可望獲得解決。因此，雖然它目前尚未獲得學術界的認可，但在北美洲、歐洲、阿拉伯國家及澳洲已有許多心理學家運用它來進行治療，並且在全世界有成千上萬不同背景的人，運用這套工具來進行減壓與情緒排毒。

●從TFT開始●

EFT起源於九〇年代初，發明這套方法的是一位畢業於美國史丹福大學的工程師蓋瑞．克雷格。蓋瑞從學校畢業之初，曾從事保險銷售業務，此外，他也熱中於研究各種自我提升及個人成長的方法，最後一頭栽進這個領域，並於一九九一年接觸了羅傑．卡拉漢博士所發明的「思維場治療法」（Thought Field Therapy，簡稱TFT）。

卡拉漢博士被喻為能量心理學之父，畢生致力於探索各種解除心理疾患的新方法。在卡拉漢所著的一本名為《敲醒心靈的能量：迅速平衡情緒的思維場療法》（*Tapping the Healer Within-Using Thought Field Therapy to Instantly Conquer Your Fears, Anxieties, and Emotional Distress*，2003.07，心靈工坊）書中提到，他之所以發明了這個治療方法，肇因於他在一九八〇年前後治療過的一位名叫瑪麗的病人。瑪麗從孩提時代起就深受恐水症的煎熬，病情嚴重到不敢在裝滿水的浴缸中洗澡，甚至不敢為她的孩子們洗澡，尤其是每次下雨時，她是寧死也不肯踏出家門一步。依據瑪麗的說法：「我感覺它就在我胃的深處。每次看到或者想到水，我就覺得它在我的胃裡。」

卡拉漢在她身上使用了包括理情療法、病人中心療法、認知療法、行為療法、催眠療法、鬆弛訓練、生物反饋療法、系統性強化訓練……，運用他所知道的每一種傳統心理學療法，持續治療了超過一年以上的時間，無奈這些方法對她一點也不起作用。在一個靈光乍現的瞬間，卡拉漢嘗試運用中醫經絡治療的理論，要瑪麗試著按壓位於眼睛下方的一個穴位，那個穴位即是中醫「胃經」的起點——承泣穴，沒想到竟然神奇地治癒了瑪麗的恐水症。為了證明自己不怕水，瑪麗甚至在一個暴風雨的天氣裡驅車前往海灘，徒步走向大海，直到海水淹過了她的腰際為止……。

瑪麗的個案促使卡拉漢進行了深入的研究，並且不斷地在病人身上做實驗，乃至發明了應對各種不同情緒的「程式」——依照穴位的不同按壓順序去治療不同的心理疾患，得到了令人滿意的成果。日後，他開始運用自創的方法或從別處學來的診斷技術，教導他人TFT。蓋瑞便是從他那裡學到了這套方法。

●青出於藍的EFT●

自從蓋瑞於一九九一年學習了TFT之後，便開始將這個方法運用在自己的保險客戶身上。在長達五年的時間當中，他一直嘗試著簡化這個方法，並進一步發現，卡拉漢所主張的穴位按壓順序其實並不重要。有了這個重大發現之後，他在一九九五年發表了他的第一套「情緒釋放技術指南」（The EFT Manual）教學錄影帶，只要跟隨著影帶中所教的技巧自行操作，任何人都可以輕易學會釋放情緒的方法。

卡拉漢曾發明了一個心理治療上的名詞——心理逆轉（psychology reversal），他在長年的臨床經驗中發現，心理減壓治療對大多數患者而言都是有效的，偏偏就是有某一些頑固型的病患，在獲得療效並恢復健康後，隔不多時便會復發，這並不是治療本身無效，而是患者內在的某種深層心理因素推翻了所有治療的效果，他們便是有著心理逆轉問題的患者。他發現心理逆轉者的潛意識裡根本就是拒絕快樂或痊癒的，因此，當大部分人享受著治癒後的喜悅時，心理逆轉者則繼續沉浸在害怕、沮喪、上癮或憤怒等痛苦的情緒中。

心理逆轉的現象與另一種心理學名詞——「附帶收穫」（secondary gain）有若合符節之處。所謂的「附帶收穫」，即是病人因為自身的病症或行為所獲得的某些好處。例如：漢娜與約翰是一對夫妻。約翰長年健康欠佳，總是大小病症不斷，使得漢娜不得不將所有的時間與精力用來照顧他。奇怪的是，每當約翰的病治好後，隔不久便會復發，在長期承擔照顧責任的情形下，漢娜壓力大到幾近崩潰，只好求助於EFT。

在EFT的治療下，發現問題並不在漢娜而是在約翰身上。當約翰撥開了障蔽心靈的情緒迷霧，這才發現內在隱藏的深層恐懼——他深怕自己一旦恢復健康之後，便會失去漢娜的關愛與照顧，於是這深層的恐懼便轉化為各種病症，好將漢娜牢牢繫在身邊。他以生病所「換來」的關愛與照顧，便是所謂的「附帶收穫」。

事實上，這案例中的約翰並非裝病，他並不知道自己的「病」，其實是潛意識為了換取漢娜的愛所幻化出來的。在EFT情緒排毒療程中，漢娜不斷向他保證，她非常愛他，即使他恢復了健康，自己也絕不會離開他。漢娜告訴他，如果他能恢復健康，他們兩人便可以一起去做一些讓彼此開心的事，而非耗盡所有精神與體力來照顧他。「如果因為『病』而將我們兩人每天綁在一起，如同籠中鳥一般，何不趕緊恢復健康，讓我們成為一對自由自在遨翔天際的鳥？」當他們兩人以正面能量進行溝通並且達到共識之後，約翰的病便不藥而癒，並且不再復發了。

另一個案例是陶德的故事。陶德是一個被診斷患有「注意力不足過動症」（Attention Deficit Hyperactivity Disorder, ADHD）的小男孩，除了一般過動兒所擁有的行為特質之外，他還有閱讀障礙，以至於每次在做功課時，都要由父親或母親陪伴，他才能勉為其難地完成功課。在EFT的治療下，陶德情況大為好轉，這令父母非常欣喜，因為他們總算能撥點時間去陪伴另一個孩子，或者將時間留給自己，去從事一些社交活動或做些想做的事。

他們的欣喜維持不過半年，陶德的ADHD竟然又復發了，這令他們很生氣，以為治療無效，於是便回頭去找原先為陶德進行治療的心理醫師。在又一次EFT的深層治療之下，他們終於發現，原來陶德之所以復發，是因為他們過去總是傾全力在照顧陶德，但自從陶德情況好轉之後，他們不再時時刻刻陪伴著他，使他覺得恐懼，認為父母不再愛他，這潛藏的恐懼於是再度「逼」出ADHD，好讓父母回頭關注他。

在一場專為他們設計的親子EFT療程中，這對父母不斷向陶德保證，他們非常愛他，讚揚他是一個非常棒的小孩，並且讓陶德明白，只要他能夠變好，父母不但會更愛他，還會以他為榮，全家人也能因此過得更快樂、更健康。經過這樣一個轉念的過程，將正面的情緒灌注到陶德的下意識中，因此治癒他的心理逆轉與深層恐懼。

總之，心理逆轉會造成一種潛意識的「自我摧毀」或「自我破壞」，因為心理逆轉者將大多數的能量都投注於「不快樂」，他們明明很想獲得某種東西或達成某個任務，但就是會下意識地和自己的願望唱反調、搞破壞，將原本可以輕易獲得的正面情緒或正面成果逆轉成令人不悅的狀態。即使當生命中某些重要的事情發展得很順利時，他也無法享受成功的喜悅，反而感到不舒服，致使他做出一些令自己挫敗的事，或製造出負面情緒，以釋放這種不舒服的感覺，這也使得他的人生總是與成功、快樂無緣。

但是，即使如「心理逆轉」這種頑固型的心理問題，EFT也可以輕易解決，只需要做一點點簡單的動作並勤加練習，任何人都可以釋放出那些明顯可見或無以名狀的情緒。

●EFT為何有效？●

EFT是一種結合了中醫的經絡、穴位治療原理與NLP所發展出來的一種療法。從腦神經元的角度來說，人類的情緒通常是由某種事件所引起，這個事件驅動了腦神經元與某種情緒產生連結，如果類似的事件一再重複，便會一再地產生制式的情緒反應，這就是NLP所提到的「心錨」（anchor）。

舉一個有名的科學實驗做例子：同一個籠子裡關著五隻猴子，上頭掛了一串香蕉，並且裝設了一個偵測裝置與噴頭，只要有猴子去摘香蕉，噴頭便會噴出水來。剛開始，每隻猴子都試圖去摘香蕉，可是當有猴子這麼做時，其他的猴子也都會被淋得一身濕。一段時間之後，猴子們為了避免被淋濕，便都不再去摘香蕉了。後來實驗人員換掉其中一隻猴子，新來的A猴子不明就裡，看到香蕉就要去摘，沒想到香蕉沒摘成，反倒被四隻舊猴子痛打一頓，屢試不爽，為了避免再挨打，只好不再去摘香蕉。接下來實驗人員又換來了另一隻B猴子，同樣的，每當牠想摘香蕉時便會挨打，尤其是A猴子打得最用力，即使牠根本不知道為什麼摘香蕉會被打……。

實驗中這些猴子的反應便是所謂的「心錨」——一種受到制約的心理反應。再以人為例：張先生曾經出過嚴重的車禍，因為對車禍事件印象深刻，以至於後來每次搭車時都會感到緊張與恐懼，這是因為腦中的神經元已經為搭車（事件）與恐懼（情緒）之間建立了一條路徑，使得他每次搭車便會出現相同的負面情緒。

我們不妨將腦神經元（即腦神經細胞）想像成一隻八爪章魚，它有許多可以自由移動的觸腳，每當遇到不同情境時，它的觸腳便會與不同的情緒產生連結。這些觸腳就如同一個電流通道，每當遇到不同事件時，便會接通不同通道的電流，使人們產生與事件相對應的情緒。一旦這個通道越常通電，電流越強，一個人對於某種事件的慣性思考、慣性情緒也就越穩固，久而久之便牢不可破了。

以張先生而言，當他在面臨乘車恐懼時，若能利用EFT的方法，便能在那個產生恐懼情緒的當下，以敲拍的方式「敲鬆」神經元的連結，當這個連結越來越鬆，神經元便越來越自由，一旦神經元自由了，它便可以有其他的選擇，它可以建立新的路徑，產生新的想法，一旦想法改變，情緒便隨之改變，不必再死守著恐懼的負面情緒，治療便起了作用，這便是EFT的基本運作方式，簡單得就像伸手切斷電源開關一般。

●誰需要EFT？●

如果你曾因為非常難過或非常生氣而導致胃痛、頭痛、脖子僵硬、肩膀痠痛、無法思考；如果你曾因強烈的負面情緒而打亂了所有的思考邏輯；如果你曾因強烈的負面情緒而失去了自我的主導權，做出讓自己後悔的事；如果你不知道如何處理這些負面情緒，它們將會劫持你的身心。

目前我們所據以生存的是一個充滿負面情緒及恐懼能量的環境。尤其恐懼的能量會引起焦慮、憤怒、阻力、內疚、羞愧、匱乏等情緒。研究證實，正面的情緒是維持人類身體健康的關鍵，反之，負面情緒將戕害我們的身心。大部分的人都曾壓抑或否認自己的情緒，因為社會普遍認為產生負面情緒是不好的，因此，有許多人習慣以壓抑的方式隱藏它，長此以往，健康便容易出問題。

每一個停留在身體裡的負面情緒都會影響我們的器官，降低新陳代謝，讓身體累積毒素。例如；生氣會傷害肝臟，哀傷會影響肺臟，害怕會阻礙腎臟和腸的功能，憂慮會影響脾臟，不快樂會損傷心臟。這也是導致健康惡化，或致使某些器官退化、功能降低的原因。如果我們將許多能量耗費於壓抑負面情緒，將導致體力耗盡、疲倦，甚至一點動能都沒有。易言之，當人們處於低能量——疲倦或生病狀態時，往往也會產生更多的負面情緒。

我們的身體回應我們所想的、所感覺的、所行動的，這是心智與神經元的連結造成的結果。因此，當我們感覺到壓力、焦慮或心煩意亂的時候，身體便會試著提出警告。以下的身體症狀即可能是情緒失控的表現：食慾改變、頭痛、背部疼痛、胸口疼痛、便秘或腹瀉、口乾舌燥、極度疲勞、高血壓、睡眠障礙、頭昏眼花、心悸、性功能障礙、呼吸急促、頸部僵硬、冒冷汗、胃部不適、體重增加或減少。

不良的情緒還會削弱身體的免疫系統，然而如果我們能夠將所有的情緒（包含負面情緒）都視為「禮物」，感謝它提醒我們注意並處理反映出的問題，我們不僅不會受到情緒的侵害，甚至能將它轉為幫助我們向上提升的正面能量。

今天EFT在歐美地區已應用得非常廣，因為它快速、簡單、具突破性、效果可驗證，非常適合用來減輕現代人面對的諸多壓力，或是解決惱人的情緒問題。它能在短短的十分鐘，幫助人們撫平負面情緒。即使是嚴重的心理問題，也可以在EFT的輔助下得到緩解。人人都可以學習EFT，進行時完全不假外求，而其效力是永久性的。它還能與主流醫療或另類療法搭配，不會有任何衝突。

在EFT的歷史中，它已經幫助過無數人處理常見的情緒，包括：壓力與焦慮；憤怒與挫折；沮喪與憂鬱；各種類型的害怕與恐懼；負面記憶與內在小孩爭吵；懷疑自己；內疚、悲痛、困惑，以及任何你所能想像得到的情緒。

EFT除了能解除痛苦情緒之外，還能達成以下的功能：

一、增進健康：1.減少身體上的癮，如：巧克力、酒與香菸等。2.克服失眠困擾。3.改善身體功能。

二、提高工作效率：1.擴展工作機會。2.增進人生各方面的表現。3.解除金錢上的困境並創造生命的富足。4.改善人際關係，促進事業順利。5.加強正確的語言表達能力。

三、提升生命品質：1.釋放負面情緒，讓人生充滿愛與喜樂。2.增加勇氣與自信，勇於嘗試心裡想做的每件事情，但不會流於匹夫之勇。3.提高人格與靈性的成長。

依據統計，EFT的成功率大約在百分之八十至一百之間。多數人的痛苦，都可以透過EFT得到極大的緩解。

●心靈健康三步曲●

EFT由以下六個主要的內容所組成：

一、語句和進入情況；

二、人體穴位敲拍；

三、自由和開放的態度；
四、轉念和（或）釋放；
五、自我肯定；
六、偶爾加上冥想或回溯。

在實際運用EFT時，可分成三個步驟，以下我們先簡單介紹這三個步驟，並於往後的篇章中再詳細示範實行技巧。

第一個步驟是「建設」。在第一個步驟中，不論你現實的處境如何，首先必須全然接受當下的自己。譬如：雖然你剛剛失戀了，但你仍然百分之百地接受目前的現況，無條件地愛你自己。在全然接受的情況下，你的心靈將騰出一個空間，你可以在這個空間中安全地釋放所有的傷痛與負面情緒。

第二個步驟是「面對」。面對你的負面情緒，然後一邊敲拍著身體上的某些穴位，一邊「看著」這個情緒，盡情地發洩它——不論用什麼樣的方式去發洩它都可以。在這個步驟中有一個必須注意的重點：你必須知道，你所面對的這個情緒並不是你，如果你尚未看到這個情緒，就會與那個情緒融為一體，就會被它控制；一旦你看著它時，你和它之間便拉開了一段距離，當距離產生了，覺知將隨之出現。

第三個步驟是「覺醒」。在第二階段將情緒盡情宣洩之後，如果在這一層情緒之下還有情緒，你便會在這個階段看見它。譬如：素華在與男友分手後，有長達三年的時間沉浸在分手的痛苦中，始終無法將自己拔出傷痛的泥淖。經過EFT的治療之後，她發現，原來她之所以無法走出情傷，是因為童年時期父母忙於工作，將她託給伯父、伯母照顧，在長期缺乏父母的關愛之下，使她對生活產生了一種不安全感。接下來，她必須處理的便是這第二層的不安全感。當然，在處理完第二層情緒之後，也許還有第三層、第四層……，也許就到此為止。總之，EFT的情緒釋放練習就猶如剝洋蔥的過程，它可以將你過往的創傷一層層揭開，使你恢復清楚的覺知，心智將感到無比的清晰，並窺見生命的實相與本質。

一旦你窺見了生命的實相，對於過往所發生的種種便會產生一種新的詮釋，你可能發現到，原來過去你總是以一種偏頗的觀點在看待生命中所發生的事情，並且讓它全面掩蓋了生活。這時，你拋棄過去的情緒，針對過往的迷惑重新尋找解答，並進入一種智慧的狀態，就如同一隻井底之蛙突然跳出深井，看見廣闊的天地一般，清新而自在。

在第三個步驟中，有時候你不妨停下來檢視一下自己的情緒是否完全釋放掉了，或者它像個夜賊般悄悄潛入身體的某個部位。當你停下來之後，請細細感覺全身上下是否有任何不舒服，譬如：肌肉緊繃、刺痛、發脹，或其他任何不舒服的感覺。有些人，尤其是經常自我壓抑的人，會將情緒隱藏在身體的某個部位，這時候，我們必須毫無保留地接受那個部位以及那種不舒服的感覺——全然接受身體所傳達給我們的訊息，並針對該部位做情緒釋放與充電的動作。在充電完成之後，再繼續尋找我們所要的解答或結果。

在最後這個階段，當情緒的迷霧全數撥開之後，你會產生一種鋪天蓋地的喜悅，並且充滿了感恩、愛與寬恕——包括對自己和他人的寬恕。在這個當下，你可以盡量把握時機，讓能量將自己充滿，甚至讓它滿溢出來。之後，你會發現自己不僅不再有負面情緒，甚至充滿了正面情緒，你可能感到很興奮，或者充滿了創意與靈感，或者充滿了行動力，迫不及待想去進行一件剛剛從腦袋裡冒出來的新計畫……。

●關鍵時刻的即刻救援●

看到這裡，你是不是覺得EFT真是一個解決情緒問題好的方法？它的確是。在這裡必須提醒的是：有時候，當情緒產生時我們未必察覺得到，譬如：人生遇到一個解決不了的難題，或者發生了一件不如預期的事情，我們對當下的情況會產生一種抗拒心理。比方說：你失戀了，卻拒絕接受失戀的事實，只一味糾結在「我對他那麼好，他怎麼能夠就這樣離開我」的迷惑當中；或者，主管交給你一項任務，你表面上接受，心裡卻感到抗拒、厭惡、不耐煩，覺得他根本在找你麻煩，心想他一定是對你不滿，才不斷丟工作給你。事實上他很賞識你，希望提拔你，但當下的抗拒心理，讓你無法看清事情的真相與全貌，而你對主管的負面觀感，同時也掩蓋了你真實的情緒——自卑、缺乏自信。抗拒的背後隱藏著許多情緒或恐懼，一旦未能釋放或解決，便會影響你未來的為人處事。

若以時間序來區分，可以將情緒區分為過去的情緒、現在的情緒、未來的情緒。過去或現在的情緒或許可以透過理智加以解決，但未來的情緒則未必。舉例來說，你是一個自我要求極高也極力避免犯錯的人，有一天，你執行了一項專案，過程中幾乎毫無瑕疵，並且達到極佳的績效，受到主管公開表揚。之後，公司裡開始流傳著你巴結主管或各種與事實不符的流言，有幾位同事甚至以有色的眼光看你，使你感到很難受。為了避免日後發生不如人意的結果，你極力與主管保持距離，或者在執行專案時畏首畏尾，使得工作表現大不如前。

這種對於未來的畏懼或裹足不前，便是一種未來的情緒。未來的事件明明尚未發生，但你基於過去的經驗，產生了一種預期心理，莫名地感到緊張、擔心、恐懼或悲觀，這種情緒是很難處理的，因為它們根本是你「想像」出來的，一件根本尚未發生的事件，你如何能夠處理它呢？

我們人生所遇見的障礙或挫折的背後常常隱藏著情緒；當我們對當下感到抗拒、對未來裹足不前時，背後往往也都隱藏著情緒，無論如何千萬別忽視它。只要透過ＥＦＴ的情緒療法，便能讓負面情緒清楚地浮現出來並徹底消除，你將感到身心舒適並產生覺知與智慧，進而找到解決問題的方案。ＥＦＴ會是你人生路上的好伴侶，它能陪伴你走過每個關鍵時刻，只要你願意。

第3章

十大情緒的解藥

情緒到底是什麼？如何清除惱人的負面情緒？

你了解「情緒」嗎？多數人面對這樣的問題可能會覺得莫名其妙，想想每個人每天從起床開始，就得面對多少種情緒，不管是剛睡醒的下床氣、錯過一班捷運或公車時的懊惱、搶停車位時的衝鋒陷陣、趕著完成一項專案時的緊張、享用一頓美食後的滿足、被上司責備時的沮喪、和情人約會時的甜蜜……各種各樣的情緒占據了我們每天的時間，我們怎麼可能不了解情緒呢？

其實，多數人都不了解情緒，如果你對這種說法感到不服氣，那麼，請想像你是一隻在高空中盤旋的鳥，由上往下俯瞰著一棵枝葉繁茂的大樹，你能不能數得出來這棵樹上有多少葉片？能不能一眼看盡每一片葉子的形貌？就算你極盡所能地去看那些葉子，所能看到的也僅僅是表層的樹葉罷了，至於隱藏在表層底下的那些葉片，如果你不穿梭或停棲於底層的枝椏上，恐怕永遠也看不到。

情緒就如同那些葉片，我們所能認得出來的，不過是表層的那些喜、怒、哀、樂、愁、煩、急、懼……，但其實在表層底下，還重疊著一層又一層連我們自己都不了解的情緒。不相信？想像一下：A和B正在茶水間竊竊私語，C經過了，忍不住看了她們一眼，心想：我今早開會時被主管臭罵了一頓，她們一定是在講我的是非，要不就是幸災樂禍地嘲笑我。回到座位上，C腦子裡不斷放映著A和B嘲笑的嘴臉，心情也膠著在憤怒中，以至於不小心打翻了一杯水、誤刪了一個尚未存檔的重要文件。這一切，都使她的心情劣上加劣。這時，她內心的憤怒不斷悶燒著，隨時都會炸開，如果可以，她真想找那兩人好好理論一番。但A和B真的是在說她的是非嗎？

同樣的場景，D在C前腳離開之後也來到了茶水間，A不經意抬頭，正好看到了她，禮貌地說聲「嗨」，正在講話的B聽到了，也招了招手，三人都露出微笑，這一陣擾動之後，A和B停止對話，三人各自回到座位上，繼續埋首於工作中。

不同的人遇上同樣的場景，為什麼會有這麼不同的反應？其實A和B在茶水間談論的僅僅是A的一段新戀情，壓根兒和公司的人或事沒有關係，C的憤怒其實是「錯誤反應」了。但是，C為何會做出錯誤的反應呢？究其原因，可能是早上先受了氣，無處發洩，因此不自覺遷怒於其他對象；其次，她之所以覺得別人在講她的是非或嘲笑她，有可能是內心的自卑感或缺乏自信作祟。若再往下挖掘，可能會發現她是一個排行夾在姊姊和弟弟之間的「老二」，再加上不論在學業或各方面的表現均不如他們，從小比較容易受到家人的忽略，也很少得到鼓勵和讚美……。

●披著狼皮的羊●

總之，情緒底下還有情緒，一個暴怒者就像是一隻披著狼皮的羊，表面上的憤怒雖然使他看起來像個侵略者，但包覆在憤怒的表皮底下，很可能是一個受傷的脆弱靈魂。

除去荷爾蒙或內分泌等因素的影響，情緒的始作俑者其實是想法，也就是我們對某個事件的詮釋方式。換言之，情緒都是我們自己「想」出來的。我們常覺得是別人或某個事件造成自己的情緒，但絕大多數時候並非如此。C就是一個明顯的例子，她將A和B的對話詮釋為對她的背後議論或嘲笑，於是產生憤怒的情緒。她的憤怒是自己「想」出來的，而非別人加諸她的。反觀D，當她不帶任何主觀的評論或想法去看待A和B的反應，三人之間就只會是尋常的相遇與問候。

再說明白點，情緒來自於想法，而我們的想法不一定是正確的。那麼，什麼因素主導了想法，使它經常偏離事實呢？是信念。當我們對某件事情、某種角色、某個人或甚至對自己下了一個定義或產生成見時，我們就會以特定的方式來詮釋類似的事件、角色或人物。而信念又是從哪裡來的呢？有可能來自文化的薰陶，有可能是受到傳播媒體的影響，也有可能來自社會或學校教育的灌輸……，但是，有很大一部分來自於七歲以前的成長經驗。

●信念的循環●

在七歲以前的懵懂時期，發生在我們身邊的各種事情、父母所談論的某些話題、情緒反應、一舉一動，以及師長的教誨……，都在我們內心扎下了根，日漸盤據茁壯，並隨著時間長成了情緒的大樹。譬如：從小父母或師長就認為你不乖、很調皮，你不夠好，這是因為傳統的父母不習慣誇獎孩子，總是以負面的方式來「激勵」你，希望你能更好。影響所及，一直到你長大出社會工作，甚至為人父母，卻總覺得自己不夠好、沒辦法做好某件事情，或者不值得擁有讚美、成就與快樂。這便是一種自我設限的信念，導致了日後自我破壞的傾向。

這些事件猶如大樹盤根錯結的根部，牢牢抓住我們生命的土地，而後衍生出了信念（樹幹），信念再滋生出各種想法（枝椏），進而產生了情緒（樹葉），並且一再影響著我們日後的所做所為。這就是在美國大力推廣 EFT 的歐特納夫妻（Nick & Jessica Ortner）於相關課程中所提出的「情緒樹」概念。

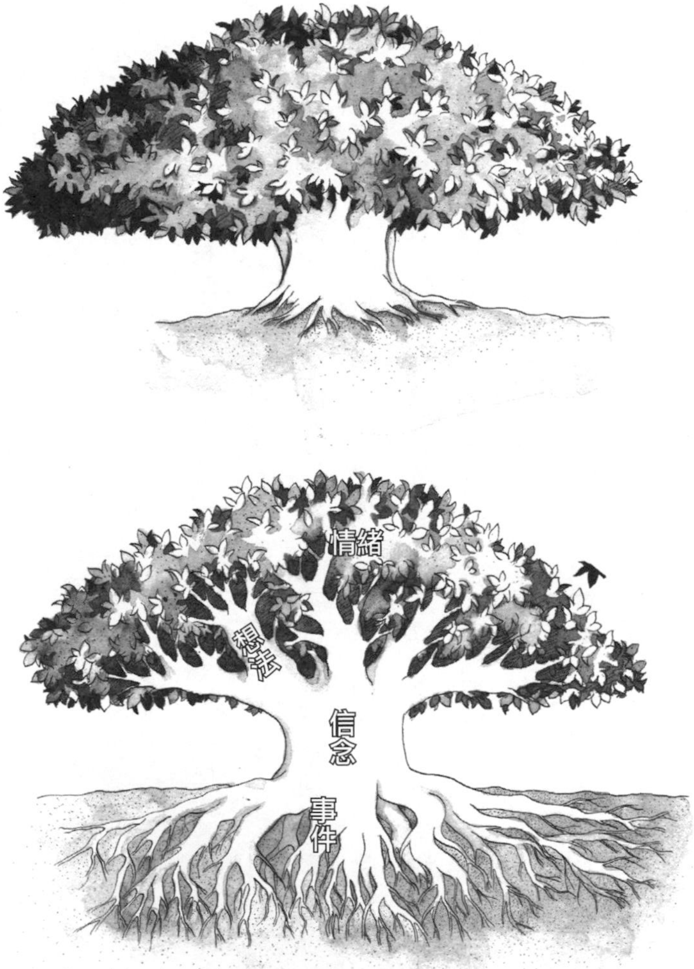

情緒樹

我們的腦子通常會選擇相信與我們信念相符的，捨棄與我們信念不相符的，並藉由相符的事件一再加以印證，同時鞏固並合理化信念，長此以往，那些信念便根深柢固，彷彿宇宙定律般牢不可破。但事實真是如此嗎？我們必須知道，人生經歷的許多事件及其結果，其實是我們自己造成的。

這就是整個情緒的因果關係。

●「想」出你的好情緒●

前夫外遇時，我的情緒處於非常低落、痛苦的狀態，但是當我放鬆下來向內觀察自己內心時，發現我之所以感到痛苦的原因是：第一，我認為他一旦喜歡上別的女人，就是背叛了我，而他怎麼可以背叛我？第二，我認定「一夫一妻」是兩性世界的真理，他怎麼可以有了我之後還喜歡上別的女人？

不過，我又想到，如果我生長在伊斯蘭世界或者古代的中國，在那種背景之下，我未必會養成一夫一妻的信念，進而以這種信念來批判他，甚至不會認為這是一種背叛。我也開始認真思考，人有沒有可能同時喜歡好幾個人呢？

當我在EFT的練習中清除了憤怒的情緒之後，我發現憤怒之下還有悲哀——因為我覺得自己被拋棄、我覺得自己好像一文不值，我因為他的背叛而感到悲哀。再往下一層，我發現了自己的恐懼與不知所措。再下一層則是我的信念。我的信念告訴我，我已經結婚二十年，一旦離了婚，絕對不可能快樂；我的信念告訴我，離婚的人必定是糟糕、有問題的人；我的信念告訴我，一個四十八歲的女人要想再找到理想的終身伴侶，根本就是不可能的事；我的信念也告訴我，縱使有了第二次的感情或婚姻，也不一定能夠長久……。這些信念使我產生許多負面想法，進而引發了各種惡劣情緒。

但是，當我看到這些信念之後，我開始自問：這些信念都是真的嗎？它們是真理嗎？這世界真的沒有快樂的獨身者嗎？我發現事實並非如此，至少我在婚前就很快樂，還有很多比丘、比丘尼、修女、神父們也很快樂，世界上明明就有很多快樂的單身者，我何苦死守著這個信念。更何況現實中，大部分女性晚年時都是單身，因為男性的平均壽命較短，於是我的信念開始動搖……。

至於二度婚姻是否無法長久？我開始搜尋資料，很多例子告訴我，第二次婚姻有可能圓滿，尤其是那些曾經草率決定結婚又離婚的人，因為第一次的婚姻沒有經過謹慎的思考，於是會在第二度婚姻上修正第一次的錯誤，因此，第二次婚姻可以比第一次更美滿，因為他們可以更有覺知也更清楚地知道自己要的是什麼，並做出更正確的選擇。關鍵就是面對發生的事情，從錯誤中學習，並改變自己，真正學會滋養一段優質的婚姻關係。

那麼，一個四十八歲的女人會不會因為年紀太大而找不到伴侶呢？為了驗證，我上了美國的交友網站 eHarmony 登記成為會員，不過才一個禮拜，便有六十幾個男性對我表示興趣，想要和我做朋友。我心想，哇！婚友市場其實還滿大的，原來即使像我這樣的四十八歲女人，也不見得找不到新的伴侶。這一來減少了我對於未來的諸多恐懼，順便也將自己原本錯誤且負面的信念給改了過來。

最終，我清楚察覺到，一個人過生活其實也可以擁有快樂，而且非常快樂，因為所有的一切都可以自主而不需配合或仰賴另一個人；只要有心，一個人即使到了八、九十歲都可以找到適合自己的伴侶。我們所處的宇宙是一個非常和善、蘊含著大愛的宇宙，只要以平和的態度，相信生命中所發生的一切都是有益於自己的，那麼，生命便會回饋我們以更大的益處。相反的，如果認為生命是麻煩製造者，那麼它就會天天為我們製造出更多的麻煩。

當我揚棄了舊有的那些負面、陰暗的信念，代之以健康、積極的信念之後，我的想法與負面情緒便減少了一大半，這使我成為一個更有彈性的人。越有彈性，便越能夠適應環境，也擁有越強的生存能力。

所以，信念是自己選擇的，當我們發現某些信念已不適用時，是可以去改變它的。

時至今日，離婚對我不啻為一種考驗，使用 EFT 的技巧，我釋放並消除那些負面情緒，進而鞏固新的信念，以更寬廣的視野看待未來的人生，讓我的情緒之樹挺立在燦爛的陽光之中。我知道自己是誰，要去哪裡，什麼樣的人可以和我一起分享人生的旅程。我會遇見有緣的同路人。

●十種噬人的負面情緒●

首先，先來了解我們經常產生的十大負面情緒：

1. 難以負荷的沉重感
2. 不斷的自我批判
3. 逃避現實
4. 拖延和自我破壞
5. 罪惡感和自責
6. 自我設限
7. 對某些事成癮
8. 對不可預知的改變感到恐懼
9. 害怕承受不起的失敗

10. 控制不了的憤怒

研究顯示，當人們所承受的精神壓力達到百分之五十時，有可能提高死亡率，而負面情緒正是精神與生理壓力的創造者。當我們感受到巨大的壓力時，經常會產生缺乏鬥志、反應遲緩等現象。表面上看來，我們如常作息，且健康看似並無大礙，但是，身體的大部分血液卻匯聚於我們的四肢，使我們處於備戰狀態。這時身體大部分的器官及大腦均處於缺血與缺氧的狀態，影響所及，不僅「貧血」的器官無法執行正常的消化、吸收、代謝等功能，也無法排除體內的毒素並進行自體的修復作用。更甚者，大腦也無法好好思考並做出正確的決策，長此以往便會感覺疲倦、全身痠痛、消化不良、失眠……，生活變得一團糟，健康檢查的結果卻一切正常，這表示身體已經進入了「亞健康」狀態。

有些人的思想被拘禁於負面情緒的迷宮中，任憑它東奔西闖，就是找不到出口，進而加劇了負面情緒，又更找不到出口……，惡性循環之下，首先受害的便是自己的健康；至於信心不足的人，總是裹足不前，或因為別人的成功而感覺受到壓迫、欺凌，終日鬱鬱寡歡，好像被世界遺棄了一般。他們甚至會做出某些「反社會性」的行為，引起眾人注意，證明自己的存在與重要性。以上二者，都因為負面的情緒與生活型態，使自己掉入萬劫不復的深淵。

負面情緒還可能造成許多上癮的現象，譬如菸、酒、毒品、網路、性上癮症，或沉迷於夜店的聲色誘惑、瘋狂購物、整夜坐在電視機前按著遙控器按鈕，從一個頻道轉換到另一個，成為一顆不折不扣「種在沙發上的馬鈴薯」。明明知道這些行為對你有害，也知道該盡早「戒」掉，但它們就像止痛藥或麻醉劑，使你暫時忘掉痛苦，也因此，你不僅戒不掉，還越陷越深，久而久之，你耽誤了該做的事，擱置人生中應盡的責任與義務，換來更多的譴責，損害了自尊心，並深陷在自責的羅網中，再繼續以各種「癮」來麻醉自己。

也或許，你心中有夢想，卻始終無法達成，譬如你夢想擁有一副穠纖合度的美好身材，卻沒辦法把自己從電視及零食堆中拔出來；你夢想擁有一棟屬於自己的房子，卻總是不到月底便花光所有薪水；你夢想擁有一份結合興趣與專業，得以發揮所長的工作，卻一天到晚沉迷於網路世界，晚上不睡、清晨不醒、遲到早退，搞得被老闆辭退。那麼，是到了該檢視自己的時候了。你不妨捫心自問，是不是每當你想改變現狀的時候，總有一兩項特定的因素會跳出來阻擋你，而且它們老是重複地在關鍵時刻出現？如果是的話，這就是你必須「疏通」之處。

所有的負面情緒一旦不加以疏通，就好比火山口所噴發出來的岩漿，一層疊過一層，久而久之便形成堅硬的外殼。這外殼可能是各種身心方面的疾病，可能是人際發展的障礙，而病因卻已埋藏得很深很深，就如義大利的龐貝古城，若不透過考古挖掘，便永無出土之日。EFT便是這個考古學家，幫你挖掘出問題的病根，疏通堵塞的情緒之流，讓你恢復身心狀況的平衡。

如果你知道生命中大部分的痛苦都是自己「想」出來的，如果你知道你正是困境和情緒的始作俑者，你只要願意開始行動，順著特定的引導方式，簡單地利用雙手在某些穴位上或敲或拍，便能放下那些即將壓垮你的情緒重擔、克服負面情緒，讓你的心智重新取得人生的主導權。

接下來，就讓我們看看十大情緒的故事以及它們的解藥。

如何運用EFT？

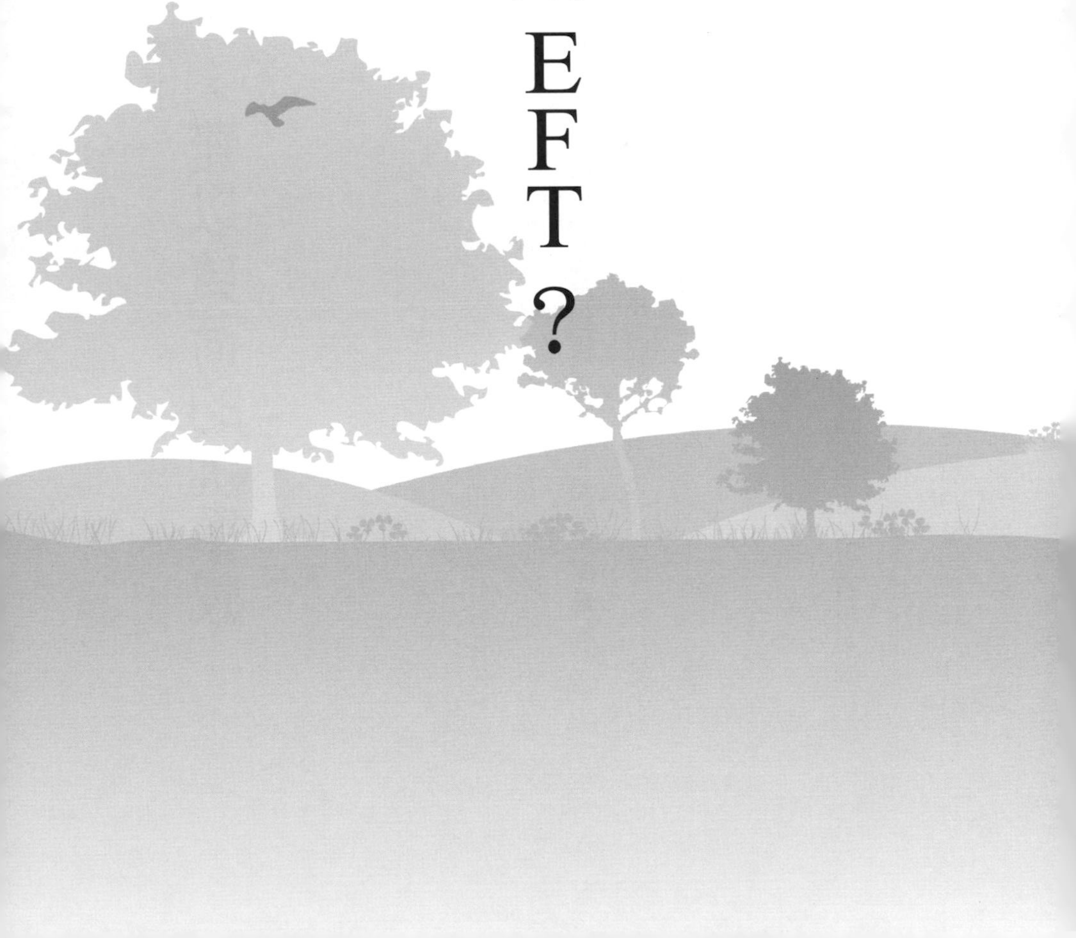

第4章 十大情緒之一：難以負荷的沉重感

通常會陷入這種情緒的人，大多擁有以下幾項特質：傾向面面俱到、好好先生、無法評估自我能力、無法對別人說「不」、腦袋雜亂無章、分不清楚優先順序、不容易專注……。因為這些特質帶來的壓力，使他們出現焦躁、無力、無奈、混亂、緊張、自責、壓迫感、不平靜、挫敗、害怕事情做不完、擔心時間不夠用等反應。一旦壓力大到超過忍耐的極限，就容易因為一些很小的事情而暴怒或崩潰。

●腦中響不停的鬧鐘●

阿傑是一個集以上所有特質於一身的案例。他和朋友合開公司，從事資訊系統管理和網路資料庫安全防護等服務，工作忙碌，獲利情況也不錯。他每天從起床開始，便要面對客戶、合夥人、員工和公司帳務等諸多問題，尤其是客戶的電腦系統一旦出現問題，他便必須放下手頭所有的工作，進行即時維護，這使得他經常應接不暇、分身乏術。

阿傑希望在忙碌的工作之餘多接觸大自然，於是單身的他買下一座位於市郊，依傍著山腳而建、放眼望去滿是綠意的預售屋。在他的想像中，週末假日徜徉於山間小徑，從事自己喜歡的休閒運動，是一件美好至極的事情。但是他想像不到的是，緊隨著購屋而來的，便是有關預售屋的分期繳款、監工、隔局規劃、交屋、對保、銀行貸款、裝潢等問題，讓他忙碌的情況雪上加霜。好不容易處理好這些瑣事，房子也裝潢完成，他終於開開心心地搬進了「美好」的新居，卻開始面對有待整理的一團混亂。問題是，他根本沒有時間整理，結果入住一年半之後，房子仍和剛搬進去時一模一樣，他甚至無法在到處堆放且尚未開封的紙箱中找到他想要的任何一樣物品。

更慘的是，他是個好好先生，只要朋友開口請他幫忙，他從不拒絕；此外，年邁的母親一有事情需要處理，如打掃、上醫院看病、取藥、日常用品及食物採買等大小事務，他都照單全收。再加上他與妹妹、妹婿一家感情融洽，妹妹經常邀請他去聚餐，為了不讓大家失望，不論多麼忙碌，他都會在週末時遠赴一個小時車程之外的妹妹家，待上一整晚，「享受」親人之間的溫馨談話與天倫之「樂」。

大多數人處理事情時都會遵循某個固定模式，如果阿傑習慣先做好計畫，再按部就班一一處理，一切事情也都能迎刃而解。但問題是，他對每個人和每件事情都說「好」，使他必須親自處理所有的事情，再加上他從不事先規劃，一段時間之後，他終於崩潰了。多如牛毛的事務如同一堆「種」在他腦中的鬧鐘，一會兒這個鬧鐘鬧了，一會兒那個鬧鐘響了，他還來不及關上它們，另一堆鬧鐘又響了起來，把他的腦子炸成一團醬糊，根本不知該先處理哪一件。

在EFT的協助下，他總算放下了焦躁、混亂、隨時處於備戰狀態的緊張等情緒，在毫無雜染的清明之中看清楚他所面對的現實。他發現生活中的事情的確很多，但是如果能夠擺脫情緒，釐清它們的輕重緩急與先後順序，有條不紊地一一加以處理，事情並沒有想像中的多與雜。

他還發現，在經濟條件許可的範圍內，有些事情根本就可以委託外人處理，譬如聘請鐘點管家幫媽媽打掃或採買、委託坊間的清潔公司幫忙打掃新居等。過去，他總認為這些事明明可以自己動手，為什麼要花錢去請外人來做？但現在，他覺得為了身心健康著想，這些錢花得很值得。此外，他更發現，自己不用十種不同的橄欖油和五種不同的醋，仍然能做出一頓好料理；有些事即使不做也沒什麼大不了；有些朋友的請託即使拒絕了，也不影響友誼；有些工作即使婉拒了，世界仍會繼續運轉……。他發現世界上根本沒有所謂的面面俱到，於是他懂得了量力而為。

●快樂四步曲●

步驟一：找一個安靜、隱密、不受打擾，使你可以盡情哭喊或發洩所有負面情緒的空間。

步驟二：回想一個令你感覺難以負荷的事件或情境，進入這個沉重的感覺裡。

步驟三：為這個事件或情境打一個從零到十分的「痛苦指數」；零分代表你感到輕鬆自在，能夠從容地處理生活上的每一件事；十分代表極度緊張、焦慮，並覺得時間完全不夠用。

步驟四：配合下一段內容所提及的敲拍方法與敲拍位置，依據你所面臨的實際情境，說出內心想要說的話，無論你說什麼或做什麼，即使大叫、大哭、大罵、講髒話都無妨。總之，請你毫無保留地釋放自己，在不傷害自己的前提下，把那些負面情緒當成體內的宿便，將它們統統排乾淨。

如果你不知道該說什麼或怎麼說，請參考下節的引導詞，引導詞的內容未必完全符合你的實際需要，因此，請依據你最真實的情況去說出最適合自己的話。最重要的是，不論你所說的話有多麼負面或多麼不堪入耳，請注意，在那些話的結尾必須是「但是我還是深深地愛我自己，百分之百地接受我自己」的肯定句。如果你沒有辦法接受以上那麼露骨的肯定句，你可以將它修改成「我願意百分之百地接受我自己」、「我願意選擇百分之百地接受我自己」或「我想我可以選擇百分之百地接受我自己」等較為含蓄的用語。總之，這些肯定句必須是你能完全認同並且完全接受的。

準備好了嗎？讓我們開始吧！

EFT深層情緒排毒示範

兩掌刀面相敲：請以每秒二至三次的速度敲擊，在敲擊的過程中，參考以下的引導詞，說出最適合你情境的話語，說話內容不限長短，同時，在說話的過程中請持續敲擊，直到說完你想說的話為止。

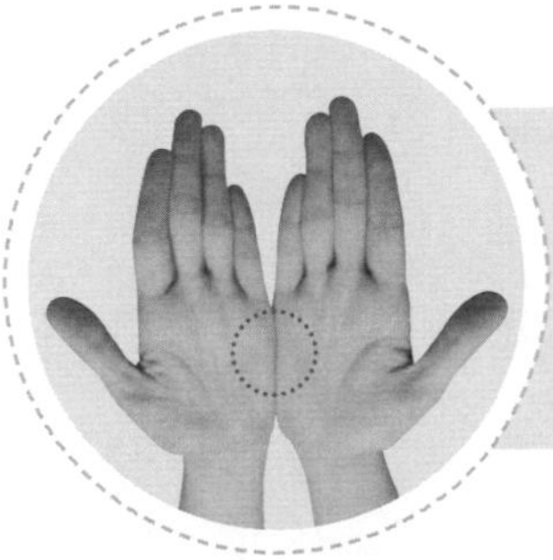

雙手

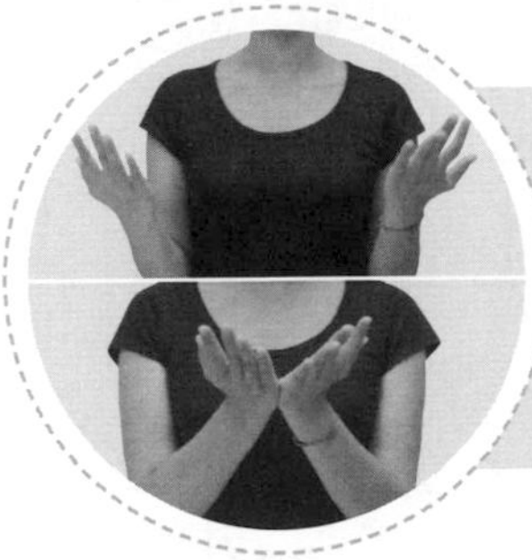

兩掌刀面相敲

引導詞

1.雖然我不知道為什麼我的生活一團亂，為什麼我總有一堆做不完的事情，但我還是深深地愛我自己，百分之百地接受我自己。

2.雖然我不知道為什麼我總是無法拒絕別人，明明自己的事都做不完了，還繼續答應別人所交託給我的事，使得我常常因為事情做不完而擔憂到晚上睡不著，但是我還是深深地愛我自己，百分之百地接受我自己。

3.雖然我時常感覺壓力很大、緊張和挫敗，家庭和工作都搞得一團糟，但是我還是深深地愛我自己，百分之百地接受我自己，無條件地愛我自己。

身體穴位敲擊點

完成了上一步驟之後，請依照以下順序敲拍身上的不同穴位，同樣的，以每秒二至三次的速度進行敲拍，每個穴位的敲拍時間約五至十秒，你不必精準地計算時間，也不必在意每個穴位敲拍的時間長度是否分秒不差，只要在大致的時間範圍內即可。如果將這些穴位都敲過一輪之後，你還沒說完該說或想說的話，那就從第一個穴位開始再敲一輪，如此往復循環，直到說完你想說的話為止。

在你敲擊眉心（單手）、眼尾（雙手或單手敲一邊亦可）、雙眼下眼瞼中央下方骨頭處（雙手或單手敲一邊亦可）、人中（單手）、下嘴唇下方凹陷處（單手）、鎖骨下方（雙手或單手敲一邊亦可）時，請將食指與中指併攏，以這兩個指頭的指尖輕輕敲擊；敲拍兩側肋骨時，請將兩隻手臂彎曲，利用兩手指尖或虎口敲拍腋下約三至五公分處（類似雙手叉腰的動作）；敲拍頭頂時，請以單手手掌輕輕敲拍即可。

如果你不知道該說什麼或怎麼說，請參考下節的引導詞，修改成適合你自己的話語即可。須特別注意的是，在這個釋放情緒的步驟中，請你想到什麼就講什麼，完全不要經過理智的修飾或過濾，讓你的潛意識盡情地釋放它真實的情緒與想法。如果你所說的話語是經過意識的修飾、抗拒或考慮的話，便無法達到真正的釋放效果，反而形成了壓抑。即使剛開始時因為不熟悉這個方法而說得顛三倒四也無妨，重點是你的

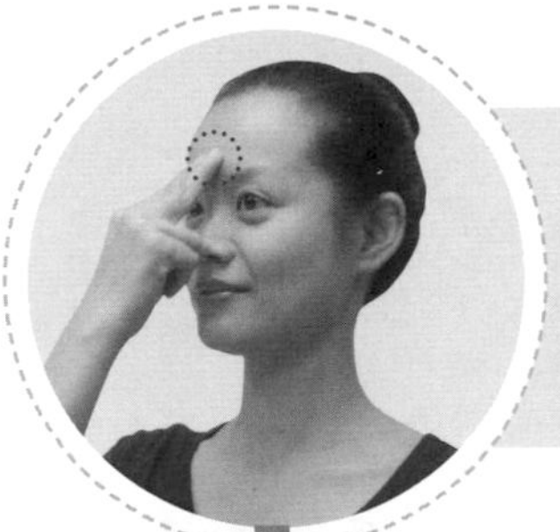

眉間

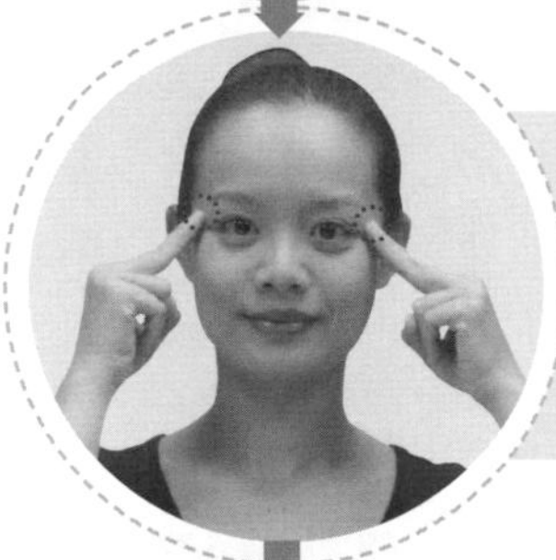

兩側眼尾

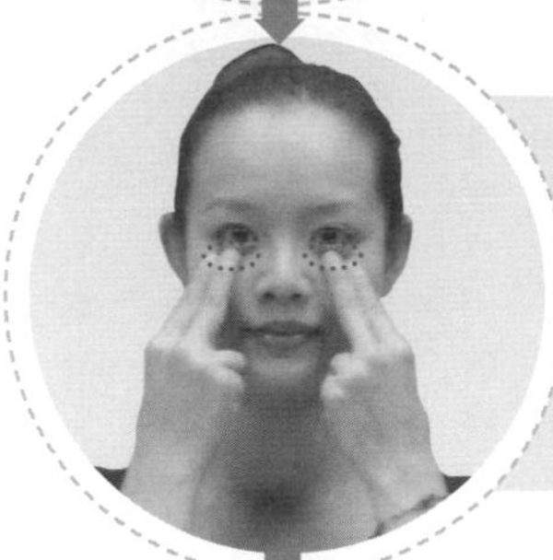

雙眼下眼瞼中央下方骨頭處

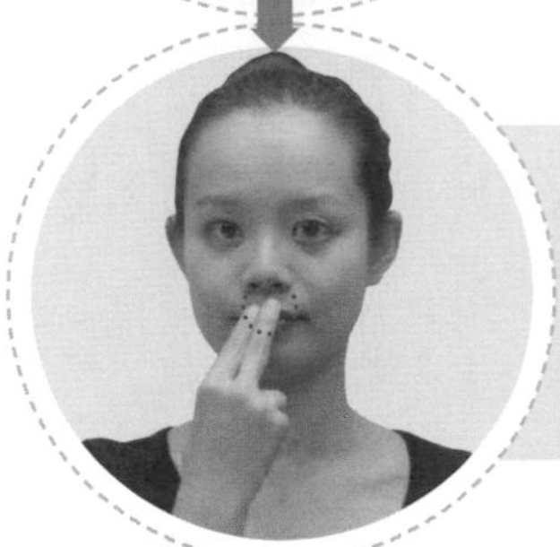

人中

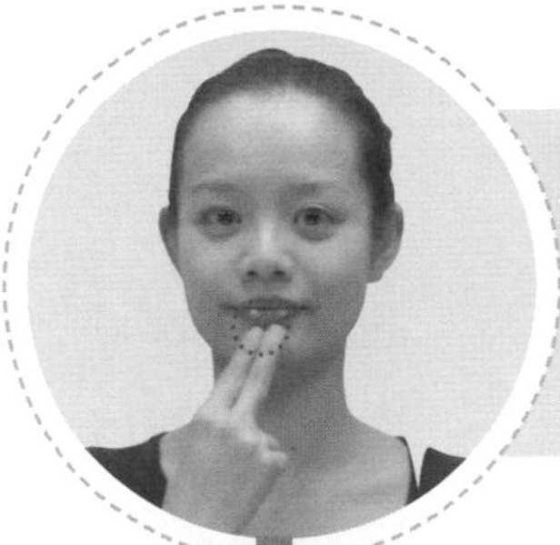

下嘴脣下方凹陷處

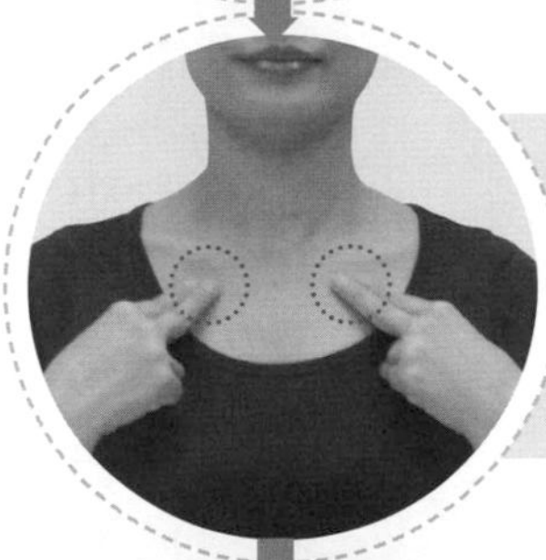

左右兩側鎖骨下

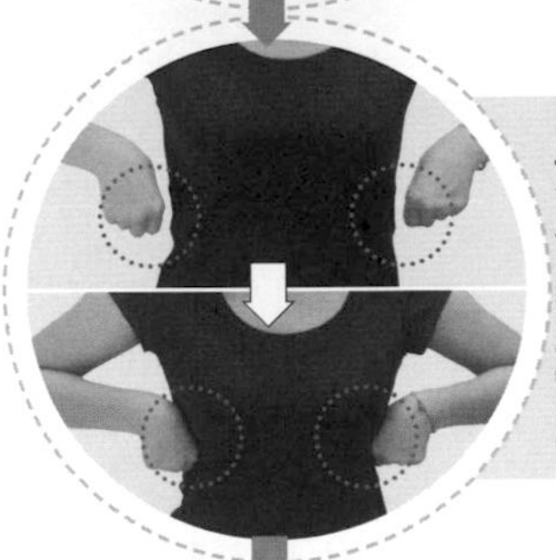

兩側腋下約三至五公分之肋骨處

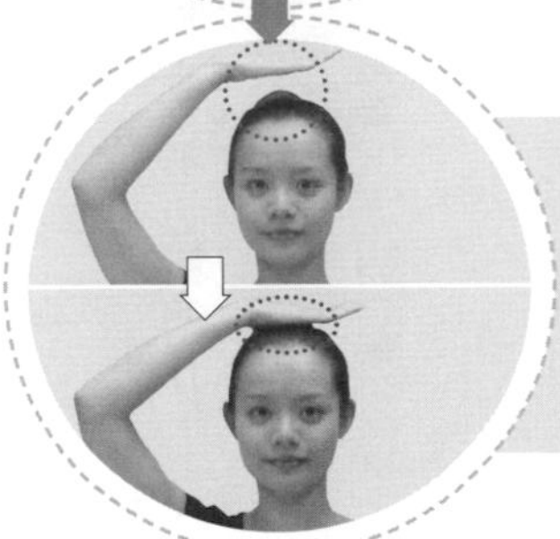

頭頂

情緒必須完全到位，換言之，你的身體、情緒、話語在這個步驟中必須是三位一體的，完全進入到你所要釋放的情緒當中，這個釋放步驟才會有效。

現在，請邊說你想說的話，並且依照以下的順序進行敲拍，請記住，不必精準計算時間，每個穴位敲拍約五至十秒即可，在說話過程中不要停止敲拍：

眉間↓兩側眼尾↓雙眼下眼瞼中央下方骨頭處↓人中↓下嘴脣下方凹陷處↓左右兩側鎖骨下↓兩側腋下約三至五公分之肋骨處↓頭頂。

引導詞

我感覺壓力好大，這巨大的壓力壓得我胸悶、喘不過氣來、頭痛、暈眩、心臟無力、胃痛。這些日子以來我吃也吃不好，睡也睡不著，事情多到沒有一件做得好，簡直快讓我抓狂。這些人是神經病嗎？他們是虐待狂嗎？為什麼每個人都來要求我，把事情丟給我做？我是他們的助理或小妹（弟）嗎？老闆瞎了嗎？明明有些人整天閒著沒事做，就因為他們做不好，所以就把他們做不好的事情交給我收拾爛攤子嗎？你明知那些人無能，還留著他們幹嘛？害得我今天承受那麼大的壓力。難道就因為我有責任感，就要為別人承擔那些工作嗎？難道有能力的人就要被無止盡地壓榨嗎？再這樣下去我就要猝死了，你們還不停止嗎？

我好恨我自己，明明快承受不住了，卻因為害怕上司或同事會取笑我能力不夠，或認為我沒有責任感、推託，而根本不敢拒絕他們。我好害怕上司會説我沒有責任感，我怕一拒絕別人就會被説成沒能力，我怕一拒絕上司會被説成沒擔當，我害怕被排擠，可是我也害怕事情做不完、時間不夠用。我好緊張，我好混亂，我好焦躁，我好無奈，我好挫敗，我好無力，我好想開口罵人。為什麼沒有人替我想想？我壓力大到喘不過氣來了，我壓力大到快崩潰了……。

在你發洩完所有的負面感受之後，請暫停敲拍，做三個深且長的呼吸，想像這些壓力和恐懼的情緒都隨著你的呼吸排出來。如果你發現你原先打算處理的情緒已釋放得差不多時，卻有新的情緒浮現出來，這時，你可重複剛才所做過的步驟，開始釋放掉這個新出現的情緒。如果新的情緒層出不窮地冒出來，那就請你一再重複這個步驟，一層一層地將它們釋放出來，直到它們完全釋放為止。

當你在釋放的過程中感覺越來越輕鬆時，就表示你的腦神經細胞越來越自由，越來越放鬆了。這時候你可以問自己一些問題，讓自己轉念。譬如：「我可以在這個事件與情緒中學習到什麼？」「除了以舊有的觀點來看這件事之外，這件事還有什麼其他的可能性是我所沒有想過的？」「如果所有曾經發生過的事情都是冥冥中最好的安排，那麼在這個事件中究竟隱含著什麼樣的禮物？」你會發現，當你排除了情緒之後，你不僅變得越來越客觀，並會試著從各種不同的角度來看待同一件事，而不再固執於單一的觀點與想法。這就表示你越來越豁達，越來越有智慧了。

然後，你可以進入下一個步驟——將肯定句輸入潛意識，增強你的能量。肯定句的作用在於為腦神經建構一個新路徑，讓它與正面的情緒搭上線。過程中，你可以隨時停下來感覺一下，看看有沒有殘留的情緒潛藏在身體的某個部位；若有，你可以刻意關愛那個部分，釋放那個部分。之後，重新開始敲拍動作，並且參考以下的引導詞，繼續說出你想說的話，在說話的過程中不要停止敲拍，直到說完你想說的話為止。

同樣的，在敲拍過程中不論出現任何想法與靈感，請你任它自由發揮，讓潛意識說出它自己想說的話，完全不要加以修飾或壓抑，你可能會有驚喜的收穫，譬如獲得一些非常棒的靈感或智慧。

引導詞

此時此刻，我決定釋放掉不屬於我身上的負面能量，我選擇釋放掉我身上所有的壓力，我知道當我卸下心頭的大石頭後，我才有能力支撐自己繼續往下走，也才能回歸到自己的內在。我深刻了解自己的需求，我知道當我的內在安定下來之後，所有的外在情況將會好轉，也會變得更為安定。

我知道我的天賦在哪裡，我會運用我的天賦創造最大的價值，我可以拿出勇氣來，溫柔地告訴別人我的處境。從今以後，我將懂得如何溫柔地拒絕別人，我願意善待我自己。我會妥善地運用我的時間，既能兼顧工作、家庭，也能適度地從事休閒娛樂，放鬆自己。我知道沒有人會因為我的拒絕而否定我，我知道沒有人會因為我的拒絕而排擠我，我會也會抽出時間來鍛鍊自己的身體與抗壓性。

我重視自己的學習力和態度，我會進一步學習和吸收我所需要和我所想要的技能，加強我在各方面的能力，進而獲得主管及同事的認同。從今天開始，我會為工作與生活中的各項事務排定優先順序，並且按部就班、有條不紊地將它們完成，我的時間會變得非常充裕，也會有適當的能力來完成每一項工作。從現在開始，我的生活進入了軌道，並且越來越實在，越來越從容。我感覺自己像大樹一樣往下扎根，不久之後，我所有的努力將會讓我安定下來，在安定之中，所有的成果將會自然呈現……。

現在，停止敲拍並做一個深且長的呼吸，感覺一下你現在「沉重的負荷感」的痛苦指數是多少？並為自己的痛苦指數評分，評分的方式與進行敲拍前完全相同。評完分之後，比較一下現在的分數和先前的分數有沒有不同？如果現在的分數低於三分，或是你原本的痛苦指數為十分，現在已降成五分，這表示你已經清除了一大半的負面能量。恭喜你！往後你可以繼續利用這個方法清理所有的負面情緒，你可以重複地練習，在自己的心靈中不斷輸入這些「肯定句」，讓自己的生活逐漸回歸常軌。當然，你也可以利用這個方法來幫助生活周遭的人。

假如你反覆清理後，「沉重的負荷感」的痛苦指數仍未降到零分，這時候，請你感覺這個情緒是在身體的哪裡？它讓你感到胃痛、頭痛、胸悶或疲倦嗎？它長成什麼樣子？請你感覺它的形狀、顏色，以及它在你的生活中所造成的影響，然後觀照它並接受它。你要允許它發生、讓它發生，寬容它、無條件地接受它並愛它。然後，你可以（於現在或下一次有空時）重複做EFT的敲打操，直到痛苦指數歸零。

在EFT的幫助下，你可以如同阿傑般排除掉那些負面情緒，重新「看見」自己，發現一些過去習焉不察的觀念與舊習，然而在這些「發現」之外，你還需要一些其他的方法作為輔助，透過耐心與時間，將這些方法植入腦中，直到它們形成未來的好習慣為止。

●「活在當下」的五個練習●

想要擺脫沉重的負荷，你還需要練習以下五個步驟，幫助你卸下沉重的負擔並專注於當下：

1.評估自我能力：首先找出一張白紙，畫出一個九宮格（如圖示），在中間的格子裡寫出你性格與能力上的優勢。例如：哪些是你做得比別人快又好，可以讓你在團隊中發揮最大價值的事情？然後依照1、2、3……等數字順序寫下你的專長。

你要知道，並不是每件事情都得親力親為，你必須先了解自己的能力，然後將它發揮到極致，這就是效率。九宮格可以幫助你了解自身優勢，並專注在優勢上，將它做到最好，使你不再像八爪章魚一般，什麼都想抓，卻往往什麼都抓不住。

2.鍛鍊情緒能量：你本來是一個小

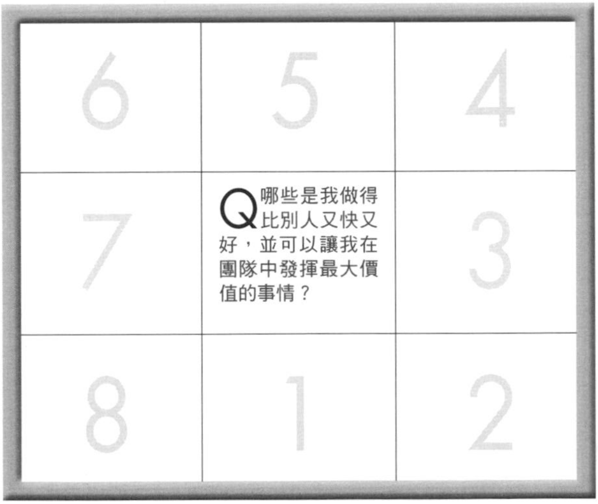
6
5
4
7
Q哪些是我做得比別人又快又好，並可以讓我在團隊中發揮最大價值的事情？
3
8
1
2

評估自我能力九宮格

職員，如果老闆發布新的人事命令，將你拔擢為中階主管，你會有什麼反應？對於隨時充實自己並準備好接受挑戰的人而言，這個改變不過是「小菜一碟」；但對於只知埋頭苦幹，卻疏忽了自我成長與學習的人而言，這可能就是一個「難以承受之重」。你必須先準備好，才能掌握住那個機會，你必須先主動練習、思考並表現得像一個主管，當你展現出相符的質資和能力時，就會被賦予那個位子。

同樣的事情也反映在人生其他部分。我們必須先知道自己要去哪裡，準備好前往，才有可能抵達目標。我們要觀察、學習、專注，表現出勇於任事、負責的態度，才會得到機會，創造出自己想要與應得的人生。

其中「學習」尤其重要，而且是廣泛地學習。不論你現在幾歲或處於何種狀態，永遠不要停止學習。你可以想想，自己需要提升的技能是什麼？有興趣提升的技能是什麼？朝著那個方向培養知識，讓它成為你的終生資產，在面對生命的變動時，助你一臂之力，提供你正向的情緒能量勇闖未來。

3. **學習適當地拒絕**：依據交情及事件的輕重，適度拒絕無關痛癢且不影響人生與事業的請託或事件，將時間留給更重要的人與事。有時候，因為無法拒絕別人，使你將過多的事情攬在身上，導致壓力超過負荷，所以必須釐清什麼是你該負的責任，什麼不是。所謂適當地拒絕，絕非要你推託卸責或強調自己不行，而是要你專心負起「該負的責任」。「承諾」並不是照單全收，而是對有些事說好，對其他事說不。我們的身體每天都在不斷地「更新」，關鍵是要保留什麼、去除什麼。EFT可以協助我們看清楚自己和事情，擁有絕佳視野做出正確的決定。

4. **訂定優先順序：**釐清事情的輕重緩急，評估優先順序，弄清楚它之所以重要的原因，以及非自己處理不可的理由。在此必須提醒的是，有時候你所認為重要的事，可能是慣性思考所做的判斷，未必真的重要。必要時，你可以問問家人或朋友的看法，透過旁觀者的眼光重新釐清事情的重要程度。

當你訂出優先順序，並將事情逐一完成，就如同按下腦袋裡那些鬧鐘的開

	緊急的	不緊急的
重要的		
次要的		

優先順序檢查表

關，不讓它們繼續發出「急急如律令」來轟炸你，讓你尋得內在寧靜。你可以參考上表畫出適用的表格，也可以自行擴充並修改「緊急」或「重要」這些字眼，接著在空格處填上待處理事務的名稱，如此一來，便能區分出「既緊急又重要的」、「緊急而次要的」、「不緊急但重要的」、「不緊急且次要的」等類別。接下來你就知道該怎麼做了。

5. **時常回歸內在，了解自己真正的需求：**許多時候，我們總是為了他人而活，而忽略掉自己的需求。譬如：公司主管要求你假日加班，太太要求你陪她回娘家吃飯，你陷入了兩難，不知該如何決定，過程中你忽略自己的需要，以至於累積了更多壓力。其實，你已連續加班一個月，太太也不斷抱怨你都不陪她回娘家探望，你感覺到身心俱疲。這時，你最需要的是靜下心來，好好與自己相處，並為自己留一些時間，聆聽內在的聲音，適度做些真正想做的事，而非一味地配合他人的需求。

這五個步驟是一種「活在當下」的練習，當你運用EFT清除了情緒垃圾之後，透過這五個步驟，你將找回生活的秩序。你會發現，「當下」是不需要有情緒的，「當下」只須處理當下該處理的事情。幾乎所有的負面情緒都是並未活在當下所造成。若你傾向活在過去，你會常常感到後悔、傷心、虧欠、怨恨和憤怒；若你傾向活在未來，你會常常感到煩惱、焦慮、無力、被擊潰、恐懼和麻木。因為不管過去還是未來，實際上都不存在，它們是你大腦創造出來的。你不能改變過去，若是無法接受它，你就會憤恨不滿；你也無法操控未來，因為它還沒發生；若是用失敗的過去投射未來，你的日子就會過得憂心忡忡。大腦投射出可能的未來，它可以樂觀，也可以悲觀。很多人傾向相信悲觀的未來，這也是為什麼他們大部分時間活在擔心和焦慮中。事實上，我們唯一可以把握的就是現在。若我們專注於當下，做當下該做的事，便能一掃負面情緒的干擾。

有了這些「清醒的理智」作為基礎，接下來你所需要做的就是練習以上五個步驟，讓良性循環成為一種習慣。

●養成好習慣，帶來好能量●

我們如今的每一項習慣，幾乎都是從小到大日積月累所養成的，它們有好有壞，而且都具有很強的「能量」。好的習慣會將我們帶往美好的方向，壞的習慣則會讓我們日復一日地沉淪。

譬如，絕大多數人都有早上起床刷牙的習慣，如果你試著從明天早上開始不刷牙，你馬上能體會到習慣的「能量」有多麼強大，你可能會疑神疑鬼地覺得自己老是散發著口臭，因而羞於開口與人對話；其次，你可能感覺口腔裡有一種不清爽的苦澀，一整天都很難受……。試問，你是打從一出生便帶著牙刷來刷牙的嗎？刷牙是從小在父母的「強力要求」下養成的好習慣，而這習慣一經養成之後，你完全不會覺得每天早上必須刷牙是一件痛苦的事。

明顯的事實擺在眼前：養成一種好習慣是需要時間的，一旦養成之後，便不覺得勉強或受到逼迫，反而會欣然接受。通常養成新的習慣需要三十至九十天，視情況和個人而定。剛開始是最困難的，只要不中斷，之後就會變得自然，不難繼續維持。若想為自己創造更好的生活，建議你選擇新的好習慣或是改掉壞習慣，不妨每一季設定一個好習慣作為目標慢慢養成它。

請你多點耐心，在EFT的幫助下找出不利自己的信念、想法或習慣之後，給自己一個月去改掉它。不論是負面思考、憂鬱、悲觀、自責、抽菸、喝酒、嗜吃、亂發脾氣、遲到、網路上癮……，所有的壞習慣，都可以透過練習與堅持，在一個月內替換掉它。只需要一個月，便可以還你一個清新的人生，你何不試試看呢？

第 5 章

十大情緒之二：不斷的自我批判

「自我批判」不是什麼新鮮事，多數人在一件事情做得不夠好、不盡如己意（或人意）時，難免會對自己做出「自我批判」。適度的自我批判不是壞事，因為透過檢討並找出錯誤，成為未來的借鑑，避免重蹈覆轍，本來就是人類進步的動力。如此看來，「自我批判」似乎不像一種情緒，為什麼將它列入十大情緒？因為，當自我批判過了頭，它的聲音成為生命的主調時，自我批判將如魔音傳腦，讓人時刻不得安寧。

一個時時自我批判的人，不僅會以極為嚴苛的標準來要求自己，同樣也會以嚴苛的標準來對待或要求別人，因為，他以為自己嚴苛的標準放諸四海皆準。他眼中的世界是扭曲、充滿了缺陷與醜陋的，也因為他不斷以負面的角度看待周遭的一切，久而久之，不論在情感、人際關係或自我成就等方面，都會遭遇極大的障礙，陷入低成就感的狀態，並累積出各種情緒毒素。

自我批判明明讓人痛苦，為什麼我們會陷入這種惡性循環中呢？因為，一旦自我批判成為思考的慣性，就會習焉不察，尤其當一個人將自我批判視為成功的驅動力時，就更容易忽視它的殺傷力。

●逃離痛苦還是追求快樂？●

促使人類採取行動的驅動力有兩種，一種是逃離痛苦，另一種是追求快樂，即所謂的「趨吉避凶」。一般而言，逃離痛苦的驅動力遠比追求快樂來得大。譬如：當你和顏悅色地要求孩子寫功課時，他可能會繼續埋頭於網路遊戲，總要持續不斷地勸說，他才會慢條斯理地動作。但是，如果你對孩子說：「如果一分鐘之內還不去做功課，罰你掃地、拖地一整年。」孩子會馬上進書房去做功課，這便是逃離痛苦的驅動力。

如果你總是靠著恐懼來驅動自己去做一些事情，譬如：因為恐懼貧窮而拚命賺錢；因為害怕失業而極盡所能地討好老闆；因為害怕發胖而努力節食……。在恐懼的當下，那股力量雖然非常強大，使你得以達成目標，但是如果長期靠著恐懼的力量來驅動自己，生命將與快樂絕緣。因為，你總是被恐懼追著跑，並不是心甘情願去做，也不知具體的目標（如：拚了命賺錢，卻不知賺了錢要做什麼），你總是緊張到無暇去思考未來的方向與使命。

有些人很努力工作，擁有了事業與財富，一切看似圓滿，偏偏既不快樂也不健康，甚至還非常不得人緣，因為他始終靠著恐懼、自責、自我恐嚇等負面的驅動力來鞭策自己往前衝，一旦達成目的後，根本無從享受滿足感或成就感，更糟的是，他可能因為內在無休無止的恐懼而繼續因循舊習。

如果練習將內在那股負面的驅動力轉換成正面的，結果會如何呢？譬如：一個因為窮怕了而死命賺錢、不知饜足的人，如果清除了內在對於「窮」的恐懼，把自己所賺得的大筆財富投入慈善或公益活動，他將從善舉中找到自己的價值與使命，而不再死抱著錢財不放。又譬如：一個因為害怕失業而努力討好老闆的人，如果克服了失業的恐懼，把所有用於討好老闆的力氣轉換至追求自我成長、加強專業、改善人際關係，並建立自己「不可取代」的地位，那麼，他將完全用不著討好老闆，反而是老闆要來討好他。此外，他會樂在工作，並品嘗到工作帶來的喜悅與成就感。

一味耽溺在自我批判的狀態中，不僅使生活毫無樂趣，更可能衍生出一些悲哀、低潮、沮喪、沒來由的憤怒等負面情緒，當別人好意做出提醒時，甚至會敏感到惱羞成怒，感覺別人在指責自己。這是因為你已經在內心自責五百遍了，根本再也承受不起別人任何小小的提醒，那可能會讓你覺得：為什麼他們老是這樣責怪我？我都已經知道也愧疚到不行了，他們就不能放過我嗎？這樣的反應只會增加人際關係的阻礙，沒有任何益處。

●愛在批判蔓延時●

莉莉是個從小便很溫順的孩子，當兄弟姊妹在學業或品行上製造出麻煩，讓父母疲於為他們解決問題時，她總是安安靜靜地做好自己的功課、念好該念的書、遵守該遵守的規定，父母因此認為她很自律、「沒問題」、不需要特別關注。表面上看來如此，其實不然。在莉莉眼中，父母疼愛身為獨生子的大哥、活潑開朗的姊姊和集三千寵愛於一身的么妹，尤其當他們在學校有了一點出色的表現或得到獎勵時，父母便會大加讚賞與鼓勵。但是，當莉莉興沖沖地從學校帶回書法比賽、歌唱比賽冠軍或模範生獎狀時，父母只是淡淡地表示讚許，視一切為理所當然，完全不像對待其他孩子那般熱切。

莉莉自認是家中長得最醜的一個孩子，之所以無法獲得父母關愛的眼神，一定是因為自己不夠美也不夠好，因此，她要求自己更乖、更用功、更聽話。此外，手足們從小就在運動方面各自展現了天分，而她恰好相反，每次學校舉辦運動會時，班級的選手名單中絕對不會有她；碰上大隊接力時，她總是勉強被排在不重要的棒次上，而且比賽時要不是中途摔倒，就是掉了棒子，讓班上的名次敬陪末座，受到同學的同聲譴責，讓她在心裡不斷自責：都是我害的，每次只要有我，就會搞砸許多事情。

這種種心路歷程，使她日後在做任何事情時，總是以最嚴格的標準來要求自己，因而經常達不到目標，長此以往，她心中建立了一套穩固的價值觀——我不夠好，我總是搞砸事情！成年後，因為嚴格的自我要求，她在工作上有了好表現，但每當有人讚美她時，她總認為那是客套，她認為自己沒有那麼好，也不值得讚美。換言之，她根本無法享受工作上的成就感，也無法肯定自己所做的一切。

當了母親之後，每天晚上，她總要坐在孩子身邊陪著寫功課，只要一個筆劃寫歪了，她便要孩子擦掉重寫，才小學一年級的孩子常常要「忙」到半夜十二點還無法上床睡覺。當孩子鬧脾氣時，她便會大發雷霆，認為孩子不受教，明明可以寫得更好，為什麼一點都不用心？她的吹毛求疵讓先生也很不高興，鬧得一家人雞犬不寧，每天晚上都上演著親子大戰。

莉莉所擁有的便是自我批判型人格，但是她從未察覺，也不認為「把事情做到盡善盡美」有什麼錯，最後導致婚姻觸礁、親子關係不良。她忍不住自問：我在各方面都那麼努力，盡量照顧好先生、孩子，努力把每件事做到最好，像我這麼自律的人，為什麼會得到這種結果？我到底哪裡不夠好？

如果你內心也常常出現「我不夠好，我做得不夠多，我真沒用，我是大家的絆腳石，我不值得被愛，我不值得別人的讚美」這類雜音時，請小心，你可能正在遭受自我批判之苦。如果你放任批判的聲浪不斷在內心出現，必然也會以同樣的方式去批評別人，認為別人「不夠好、做得不夠多、真無能、是個害群之馬……」。以莉莉的例子而言，當她的孩子努力想把字寫好，卻總是無法令她滿意時，不僅造成親子關係緊張，也會將孩子「培養」成另一個自我批判型的人。而且，當莉莉認為孩子的字寫得不好時，是孩子真的寫不好，還是她將內在的自我批判投射到了孩子身上？國小一年級的孩子無法將字寫得如印刷體一般工整，真的是因為不用心嗎？

●永遠無法取悅的情人●

若將「自我批判的聲音」比喻為一個情人，那他必然是一個永遠無法取悅的情人，即使你費盡心思安排了一場燭光晚餐、一場浪漫的旅行；或者送他一束玫瑰、一盒巧克力，他永遠不會因此感到快樂或滿足，反而會認為你浪費、不切實際、這些食物有害健康……。如果你擁有這樣的情人，勸你盡早放過自己，遠離他（自我批判）吧！

自我批判奪走了人生的樂趣、竊取了成就感，讓你無法為進步而讚美，為成功而慶賀。它猶如一位嚴苛的父親或母親，當你考試得到九十六分時，卻責備你為何沒考一百分，因為他們只看到未達到的四分，卻沒看到已達到的九十六分，這會讓你日後做什麼事情，總是先看見缺點而忘了優點。原本，讚美、成就感、自我肯定，都是增強自我能量的重要因素，但你已習慣了糾舉錯誤與缺點，以至於強化自我能量的機會越來越少，身上的負面能量也越來越多。

自我批判也像一位嚴格的主管，當你在三天內完成一項艱難的工作時，他卻冷冷地回應你：「這樣的工作你竟然花了三天？換成我，一個晚上就能搞定。」它不斷在你的人生中製造各種壓力與挫折，挫得你銳氣全消，壓得你喘不過氣來。

自我批判通常肇因於童年時期，上述的莉莉便是因為諸多因素的匯聚而形成日後的性格，還將這種性格轉移到孩子身上，使孩子深受其苦。這裡並不是要你去責怪父母或怨怪自己命運不好，而是要釐清這種特質的形成原因，找到根源，斬草除根，並完完全全地釋放它、清除它。

也許你小時候經常被父母責備：「為什麼沒有考一百分？」「這一題明明很簡單，怎麼會這麼粗心寫錯了呢？」「為什麼老師這一次沒有選你做小老師？一定是你表現太差了！」「你明明可以做得很好，為什麼這麼懶散，不想把事情做好呢？」你知道父母的出發點都是良善的，你知道父母之所以這麼做，都是「愛之深，責之切」，那麼，就讓自我批判到此為止吧！雖然父母使用了一種負面的方式來激勵你，使你從小便自責：「是啊，我怎會這麼粗心大意？我為什麼沒有當選模範生？老師為什麼沒有選我做小老師？」或者：「我怎麼這麼沒用呢？爸媽辛苦賺錢養育我，我應該要爭氣一點啊！如果我下次再不爭氣、再不考好一點的話，就太對不起他們了……。」

雖然這一切都是真實發生過的，但是，你現在就可以停止它。透過EFT的協助，你將放下所有的自責與束縛，放下自我批判的情緒。擺脫這些束縛之後，你將停止在面對一件「必須做的事情」時，感到無力、沒有動力、裹足不前；你將停止把能量耗費在負面情緒上，進而把所有的自我批判轉為正面的驅動力，驅策自己進步。

你將清楚意識到：自我批判及其衍生的情緒只是一種提醒，提醒我們有些事需要改進，因此，一旦情緒產生時，我們會先看到它，然後將其轉念到正向功能「我到底要什麼？」這才是最好的一種「利用」情緒的方式。情緒可以是毒藥，也可以是一種正面的、鼓勵的、啦啦隊似的能量，是一股朝向成功、快樂、自足的莫大助力。

●快樂四步曲●

步驟一：找一個安靜、隱密、不受打擾，使你可以盡情哭喊或發洩所有負面情緒的空間。

步驟二：回想一個強烈地自我批判同時也不斷批判別人的聲音、事件或場景。

步驟三：為這個事件或情境打一個從零到十分的「痛苦指數」；零分代表你完完全全地接受自己，完完全全地欣賞並寬容他人；十分代表你無法接受現在的自己，對自己極度不滿，此外，你也看不慣身邊的人、事、物。

步驟四：配合下一段內容所提及的敲拍方法與敲拍位置，依據你所面臨的實際情境，說出內心想要說的話，無論你說什麼或做什麼，即使大叫、大哭、大罵、講髒話都無妨。總之，請你毫無保留地釋放自己，在不傷害自己的前提下，把那些負面情緒當成體內的宿便，將它們統統排乾淨。

如果你不知道該說什麼或怎麼說，請參考下節的引導詞，引導詞的內容未必完全符合你的實際需要，因此，請依據你最真實的情況去說出最適合自己的話。最重要的是，不論你所說的話有多麼負面或多麼不堪入耳，請注意，在那些話的結尾必須是「但是我還是深深地愛我自己，百分之百地接受我自己」的肯定句。如果你沒有辦法接受以上那麼露骨的肯定句，你可以將它修改成「我願意百分之百地接受我自己」、「我願意選擇百分之百地接受我自己」或「我想我可以選擇百分之百地接受我自己」等較為含蓄的用語。總之，這些肯定句必須是你能完全認同並且完全接受的。

準備好了嗎？讓我們開始吧！

EFT深層情緒排毒示範

兩掌刀面相敲：請以每秒二至三次的速度敲擊，在敲擊的過程中，參考以下的引導詞，說出最適合你情境的話語，說話內容不限長短，同時，在說話的過程中請持續敲擊，直到說完你想說的話為止。

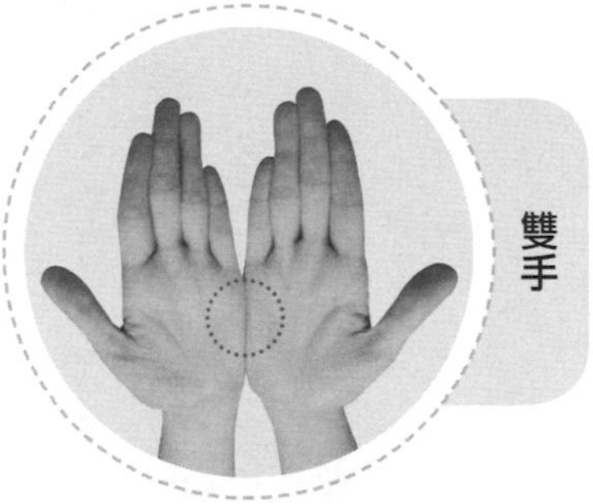

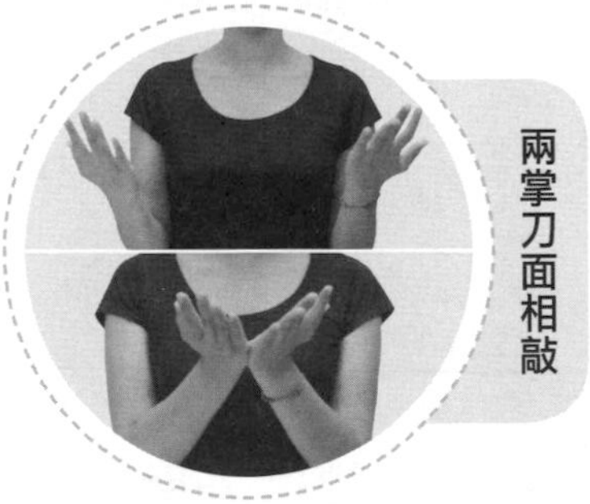

引導詞

1.雖然我的內在有許多自我批判的聲音，它們一再傷害我，讓我無法靜下心來，但我仍然深深地愛我自己，百分之百地接受我自己。

2. 雖然我不知道為什麼無法停止內在這些自我批判的聲音，也不知道為何要如此苛責自己，但我還是深深地愛我自己，百分之百地接受我自己。

3. 雖然我一直批判自己，也不斷地批判別人，我不知道自己的要求和標準為什麼這麼高，但我還是要好好地愛我自己，百分之百地接受我自己，無條件地愛我自己。

身體穴位敲擊點

完成了上一步驟之後，請依照以下順序敲拍身上的不同穴位，同樣的，以每秒二至三次的速度進行敲拍，每個穴位的敲拍時間約五至十秒，你不必精準地計算時間，也不必在意每個穴位敲拍的時間長度是否分秒不差，只要在大致的時間範圍內即可。如果將這些穴位都敲過一輪之後，你還沒說完該說或想說的話，那就從第一個穴位開始再敲一輪，如此往復循環，直到說完你想說的話為止。

在你敲擊眉心（單手）、眼尾（雙手或單手敲一邊亦可）、雙眼下眼瞼中央下方骨頭處（雙手或單手敲一邊亦可）、人中（單手）、下嘴脣下方凹陷處（單手）、鎖骨下方（雙手或單手敲一邊亦可）時，請將食指與中指併攏，以這兩個指頭的指尖輕輕敲擊；敲拍兩側肋骨時，請將兩隻手臂彎曲，利用兩手指尖或虎口敲拍腋下約三至五公分處（類似雙手叉腰的動作）；敲拍頭頂時，請以單手手掌輕輕敲拍即可。

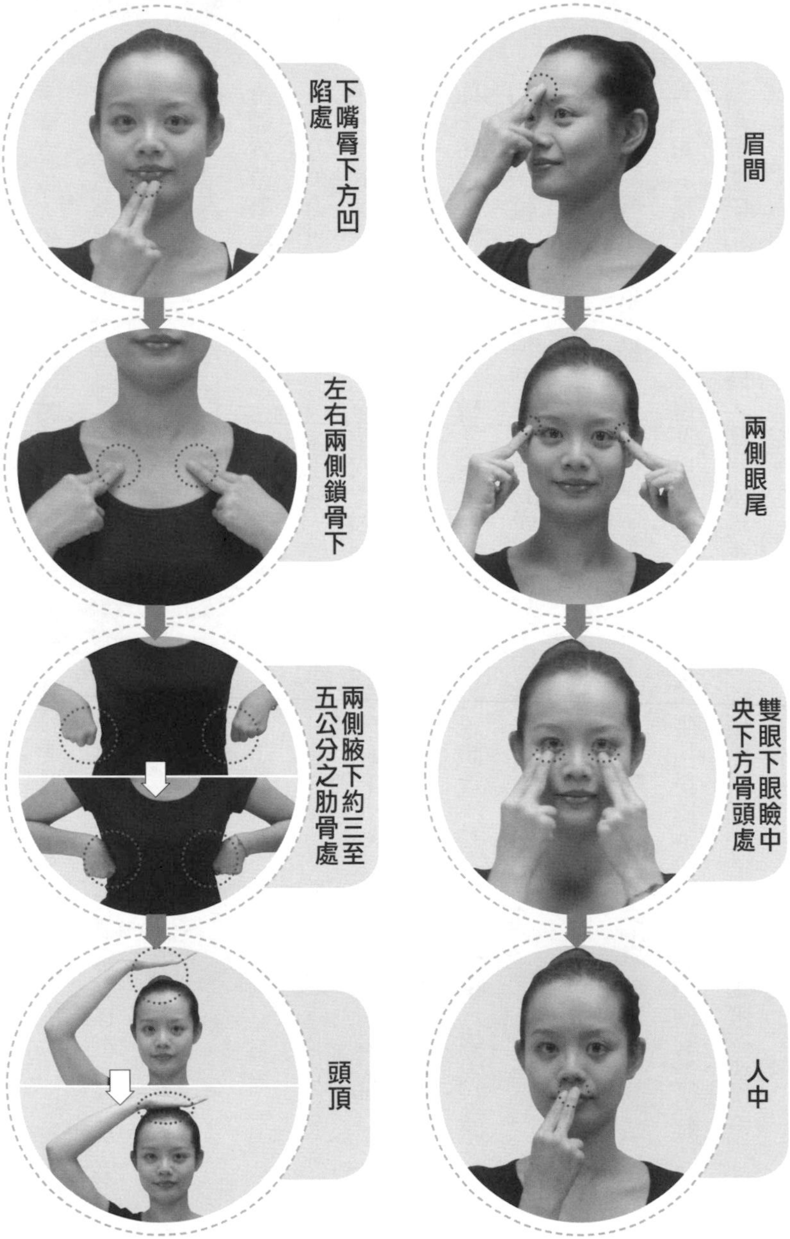
眉間
兩側眼尾
雙眼下眼瞼中央下方骨頭處
人中
下嘴唇下方凹陷處
左右兩側鎖骨下
兩側腋下約三至五公分之肋骨處
頭頂

第 5 章
十大情緒之二：不斷的自我批判

如果你不知道該說什麼或怎麼說，請參考下節的引導詞，修改成適合你自己的話語即可。須特別注意的是，在這個釋放情緒的步驟中，請你想到什麼就講什麼，完全不要經過理智的修飾或過濾，讓你的潛意識盡情地釋放它真實的情緒與想法。如果你所說的話語是經過意識的修飾、抗拒或考慮的話，便無法達到真正的釋放效果，反而形成了壓抑。即使剛開始時因為不熟悉這個方法而說得顛三倒四也無妨，重點是你的情緒必須完全到位，換言之，你的身體、情緒、話語在這個步驟中必須是三位一體的，完全進入到你所要釋放的情緒當中，這個釋放步驟才會有效。

現在，請邊說你想說的話，並且依照以下的順序進行敲拍，請記住，不必精準計算時間，每個穴位敲拍時間約五至十秒即可，在說話過程中不要停止敲拍：

眉間↓兩側眼尾↓雙眼下眼瞼中央下方骨頭處↓人中↓下嘴唇下方凹陷處↓左右兩側鎖骨下↓兩側腋下約三至五公分之肋骨處↓頭頂。

引導詞

我好恨內心這股不斷自我批判與批判別人的聲音，它已經造成我極大的痛苦與困擾，但我卻不知如何停止它，也無法使自己的心平靜下來。我沒辦法停止去注意自己或別人的缺點與錯誤，好像我天生就註定了這種性格，或從小就被訓練成為這樣的人。我已經習慣了這種狀態，以至於根本沒辦法在第一時間察覺到它的殺傷力，使得我沒辦法阻止它，也沒辦法停下來。

這個聲音幾乎已經批評我和別人長達一個世紀那麼久了，這個該死的批判聲好像在我腦子裡生了根，而且這根還長到了天邊去了，我搆不上它，所以也沒辦法讓它住嘴。但是，為什麼它要這樣不斷地批評我和別人？為什麼它總是讓我不斷用同一種思考模式看待所有的事情？好像我是被這批判的聲音餵養長大一般，難道它是我老子？我非得受制於它不可？

這個聲音已經養成了我批評自己和別人的習慣了，但它為什麼要這樣做呢？它始終只注意到我和別人的缺點與錯誤，或者只注意世間的醜陋面，使得我幾乎看不到世間的美好。這個內在的批判聲音總是不斷地對我說：「你看吧！你真是又笨又醜，什麼事都做不好。」「看看那個人，你看他穿成什麼樣子？簡直醜到了骨子裡去了。」「喔！該死的機車，你們為什麼老是擋著我的路，讓我無法前進？」每天，圍繞在身邊的總是負面的人事物，它讓我不得不去注意它們，它也讓我不斷想去修正它們，好讓一切變得更完美。我知道，為了保護我不陷入危險，它要我去注意那些錯誤，並且告訴別人什麼是錯的，同時它也要我告訴別人他們做得不夠完美的地方，這一切都是為了保護我與別人，以免我們陷入危險中。

在你發洩完所有的負面感受之後，請暫停敲拍，做三個深且長的呼吸，想像這些批判的聲音及它所衍生出的情緒都隨著你的呼吸排放出來。如果你發現你原先打算處理的情緒已釋放得差不多時，卻有新的情緒浮現出來，這時，你可重複剛才所做過的步驟，開始釋放掉這個新出現的情緒。如果新的情緒層出不窮地冒出來時，那就請你一再重複這個步驟，一層一層地將它們釋放出來，直到它們完全釋放為止。

當你在釋放的過程中感覺越來越輕鬆時，就表示你的腦神經細胞越來越自由，越來越放鬆了。這時候你可以問自己一些問題，讓自己轉念。譬如：「我可以在這個事件與情緒中學習到什麼？」「除了以舊有的觀點來看這件事之外，這件事還有什麼其他的可能性是我所沒有想過的？」「如果所有曾經發生過的事情都是冥冥中最好的安排，那麼在這個事件中究竟隱含著什麼樣的禮物？」你會發現，當你排除了情緒之後，你不僅變得越來越客觀，並會試著從各種不同的角度來看待同一件事，而不再固執於單一的觀點與想法。這就表示你越來越豁達，越來越有智慧了。

然後，你可以進入下一個步驟——將肯定句輸入潛意識，增強你的能量。肯定句的作用在於為腦神經建構一個新路徑，讓它與正面的情緒搭上線。過程中，你可以隨時停下來感覺一下，看看有沒有殘留的情緒潛藏在身體的某個部位；若有，你可以刻意關愛那個部分，釋放那個部分。之後，重新開始敲拍動作，並且參考下節的引導詞，繼續說出你想說的話，在說話的過程中不要停止敲拍，直到說完你想說的話為止。

同樣的，在敲拍過程中不論出現任何想法與靈感，請你任它自由發揮，讓潛意識說出它自己想說的話，完全不要加以修飾或壓抑，你可能會有驚喜的收穫，譬如獲得一些非常棒的靈感或智慧。

引導詞

也許我過去沒有能力停止批評，也不知該如何停止它。現在，是思考如何善待自己、原諒自己，並且也對別人寬容些的時候了。我該從那個狀態裡出來，讓自己的身心靈得以休息，也許我可以做一個深呼吸，並且原諒自己的不完美。我知道包含我自己，世界上所有的人都是不完美的，我知道每個人心裡對於完美都有不同的定義，因此，沒有所謂絕對的完美這回事，因此，我要釋放讓世間一切都變為完美的「妄想」。

從此時此刻開始，我寬恕我自己，我接受我自己，讓這嘮叨不休的批判聲停下來。是到了該停止批判的時候了，雖然決定停止它，但我仍然感謝它，感謝這批判的聲音長久以來為了使我更好而時時督促著我，謝謝它長久以來所給與我的提醒。但是我知道，即使不用批判與苛責的方式，我一樣可以變得更好；我知道即使不以這麼嚴苛的標準來自我要求，我仍然會不斷地進步。是該讓心休息並且做些更正面的事情的時候了，是該寬容自己也寬容別人的時候了……。

現在，請你先停止敲拍並做三個深且長的呼吸，讓寬容的能量在你身上流動，然後繼續敲拍，並參考以下的引導詞，說出你自己想說的肯定句：

嗨！我內在的批評者，很高興又見到了你，從此以後，希望我們能成為好朋友。我非常感謝你為我所做的每一件事，但是現在我想安靜下來，請你成全我內心的渴望，真正地安靜下來。此後，你所發出的批評之聲將會以另一種方式呈現，它將成為我心靈的正面直覺，我也將以寬容之心傾聽直覺所傳達給我的訊息，並且再一次地相信自己。

現在，我心裡那些喋喋不休的對話已經安靜下來，我的心靈因此騰出了一個廣闊的空間，使我有餘裕可以聽見直覺的聲音。是到了傾聽的時候，我必須對自己寬容一些，讓自己長期緊繃的心鬆綁，我知道我做得非常棒，我知道自己已經做到最好的程度了。我相信，在正向能量的協助下，我將有更好的成長與進步，今天比昨天好就是今天的完美，而明天一定會比今天更好。這就夠了。

我要讓快樂的能量帶領著我度過每一分每一秒，在快樂與喜悅之下，我不僅能夠適度地原諒自己，也能寬容地對待別人。我慶幸並感恩過去所有的成功與失敗，是它們讓我成長。從現在開始，我將恆久以寬容的心態傾聽，以寬容的心態說話，以寬容的心態欣賞這個世界與所有的人。我相信這些正面的能量是安全的，在這些能量當中，我是非常安全的，也是非常成功的，從今以後，我能夠成功地將寬容運用於人生的每個面向，我真的很棒，而且棒得不得了！

現在，停止敲拍並做一個深且長的呼吸，感覺一下現在「自我批判」的痛苦指數是多少？並為自己的痛苦指數評分，評分的方式與進行敲拍前完全相同。評完分之後，比較一下現在的分數和先前的分數有沒有不同？如果現在的分數低於三分，或是你原本的痛苦指數為十分，現在已降為五分，這表示你已經清除了一大半的負面能量。恭喜你！往後你可以繼續利用這個方法清理所有的負面情緒，你可以重複地練習，在自己的心靈中不斷輸入這些「肯定句」，讓自己的生活逐漸回歸常軌。

曾經有個個案，在EFT的協助下，將自我批判的指數降到了五分以下，距歸零尚有一段距離，於是，我請他再次感覺身體是否有哪些部位感受到壓力？這感覺究竟是從身體的哪個部位發出來的？接下來，他「感覺」到批判的聲音來自於前額，聲音既像是他父親的，又像是他自己的。在卸除了情緒的屏障之後，他很清楚地回顧了父親對於身為獨子的他的深切期望，自小便天天督促著他，使他養成了自我批判的習慣。在他「看見」這一切之後，我帶領著他繼續敲拍，並在深呼吸時將氣息引導至發出批判聲的前額部位，感覺一下他跟這個部位的關係，並且繼續在敲拍中說出自己想說的肯定句。

以下為情緒尚未歸零者的第二次敲拍示範及引導詞，已歸零者則不需要再做以下程序。

第二次身體穴位敲擊與引導詞

謝謝你，內在的批判之聲，謝謝你讓我看到，你之所以不斷出聲，都是為我好；謝謝你讓我看到，你希望我有所長進，希望我能將一切做得更好，也希望我沒有任何過失。但是，我現在深刻地了解到，人是不完美的，我也知道一旦我越害怕錯誤、失敗，反倒離成功越來越遠，所以，請你從今以後以正面的語氣來鼓勵我、幫助我，請你當我最忠誠的啦啦隊，為我加油！請你擔任我最優秀的教練，當我做錯事情的時候，給與我指導，好讓我能以好奇的心態來探索更好的方法，以便下一次將事情做得更好。

當我沒把事情做好時，請你以溫柔、鼓勵的口吻告訴我，讓我知道我實在做得很棒，我已經盡力，並且是非常非常盡力了。我做得非常非常好，而且下次一定會更好——只要能克服並解決眼前的小瑕疵及小疏忽，我下次一定會做得更好，而且，我一定會更有自信，乃至於將事情做得更圓滿。因為這些修正，我必然會更上層樓、更進步，而且我會很快樂。不僅是對自己的成就感到快樂，甚至會對自己所犯的錯誤感到快樂。

我知道，錯誤並不代表失敗，就是因為曾經努力過，才有犯錯的可能，一個從來沒努力過的人是不會犯錯的，我犯了錯，是因為我真正活過。我知道，只要努力，便有犯錯的可能性。犯錯是一件很棒的事情，因為犯了錯，就代表我有機會看到這個錯誤，並且除去它。每個錯誤都是一個機會，讓我自己可以改正錯誤，讓我越來越完美，越來越完美。

我是完美的，請你成為我的教練，指導我；請你成為我的啦啦隊，為我加油！我相信你是愛我的，我相信你可以擔任我的教練，也相信你是我最忠誠的啦啦隊。謝謝你鼓勵我、讚美我、接受我、指導我。如果你能改變你的語氣，我們以後一定可以合作得更好。我相信你一定能改變你的語氣，我也相信我可以做得越來越好，我相信我們的關係必定會改善，我相信我們會是此生中最好的朋友與夥伴。謝謝你，我愛你，

謝謝你，我愛你，謝謝你，我愛你，謝謝你，我愛你。

如果你和上述的個案一樣進行了第二次的敲拍，現在，請深呼吸，感覺一下自己的能量是否提高了一點？心裡是否輕鬆了一些？你的痛苦——深受自責之苦是否已減少？過去那些錯誤所造成的傷害是否也變小了？要知道，所有的錯誤都是通向成功的墊腳石，讓我們勇敢踏上由錯誤所鋪設而成的台階，未來我們可以把事情做得越來越好！

從今爾後，請允許讓過去的批判之聲轉換為正面的直覺之聲，請你以寬容之心去傾聽自己的心聲，也以寬容之心去欣賞別人，祝福你擁有美好的人生！

第6章 十大情緒之三：逃避現實

一個人一旦害怕面對現實，便會採取某些手段逃避它，其中一種方式即是欺騙，欺騙的目的，有的是因為做了不可告人之事，為了避免他人察覺，於是以謊言來掩蓋真相；有的則是因為預期說出實話之後，將面對無法承受的後果，於是選擇了隱瞞。這裡所謂的「欺騙」不僅是主動地說謊，也包括被動地「隱匿」事實。的確，欺騙可以暫時使我們不必面對「不可預知的後果」，但是，一旦謊言被揭穿，我們得說更多的謊來圓，要不就是讓事件爆發，在原來所犯的錯誤上罪加一等。

欺騙會造成極大的心理負擔並耗費許多能量，首先是必須時時保護好謊言，記住自己說過的謊，以免說溜嘴時露了餡；其次是必須預設各種可能的情況，以備謊言被揭穿時知道該以什麼說詞來搪塞；再者一旦說太多謊，必須「管理」好這些謊言，以免牛頭不對馬嘴；最後，還得承受時時可能被揭穿的恐懼與壓力，而這一切，無不在我們的身心中累積許多情緒毒素。

●欺騙是為了逃避現實●

主動式的欺騙不難理解，譬如小朋友偷錢被媽媽發現，因為害怕被處罰而死不承認。被動式的欺騙則需要稍作解釋。譬如，你明明非常討厭同事經常來借一百兩百的小錢，卻不敢向對方說明，一則不想撕破臉，讓彼此尷尬；二則擔心被冠上小氣、沒有義氣、不顧同事情誼的封號，因此不得不在同事開口時掏出錢來，並不忘陪個笑臉，等他離開後，在他背後罵幾句。是的，這些都叫作欺騙，而它的目的是「逃避」。

一個慣於逃避現實的人，因為找不出積極面對並解決問題的方法，因此很容易將自己的壓力「轉移」至一些可以暫時忘卻痛苦的「消遣」上。譬如：抽菸、酗酒、吸毒、打架、滋事、外遇、賭博、留連網咖或夜店等，透過這些行為麻醉自己，假裝事情並不存在，使得原本該積極處理的問題遭到擱置，導致問題越滾越大，壓力也有增無減，進而衍生成憂鬱、焦慮、恐慌、狂躁等各種心理疾病。

如果一個人總是逃避現實，便容易養成欺騙的習慣，久而久之，會和自己的心靈形成一層隔膜，連自己都騙。雪芬的情況就是一個典型的自我欺騙的例子：雪芬的先生晚歸，她心裡很不高興，但她認為一個好妻子就應該要體貼、善解人意、不抱怨、不和先生吵架，所以只好把事情擱在心上，忍著不說。一次、兩次、三次……，她不斷假想著先生晚歸的各種可能性，並演起了內心的獨角戲。她編造了許多負面情節與對話，委屈感也如氣球般膨脹起來，她內在彷彿蓄養著一隊備戰的人馬，屯積著糧草與軍火，隨時蓄勢待發。有一天，在忍無可忍之下，她和先生大吵一架，鬧得不可開交。

他先生則感到丈二金剛摸不著頭緒，好端端的怎會掀起戰火？一直以來，他總認為雪芬並不介意他偶爾晚歸，甚至認為他的晚歸可以讓雪芬享有一段自由的個人時間，做她自己想做的事，看她想看的電視節目……。

以雪芬的例子而言，她便是沒有誠實地面對自己內在的真實感受，反而以「體貼、善解人意、不抱怨、不和先生吵架」等假象蒙蔽了自己的心。表面上看來，這些假象似乎達到「好妻子」的標準，但如果她真的具有這些「美德」，內心就不會充滿不滿與怨懟，又怎會累積出這麼多負面情緒？其實，體貼、善解人意是假，害怕面對說出真話後的結果才是真。雪芬心裡預設了說出真話後可能造成的衝突、爭執與口角，因為不想面對這些不可預知的後果，於是選擇隱忍，但她卻將「忍」美化成美德，騙過自己的理智，錯失溝通的機會，使得事情越變越糟。

當我們在面對各種「忍無可忍」的狀況時，首先應該進行「內觀」——探究自己心中所忍的究竟是什麼？為什麼要忍？並在內觀後試著釋放那些負面情緒，如果不能釋放，就要進行溝通，唯有如此，才是具有高能量的解決方式，至於其他方式，都是低能量的解決方式。

有時候，不說真話是不希望別人受傷，也就是「善意的謊言」。另外，有一種情況是因為無法面對真實的自己，而以欺騙的方式製造出虛假的自我形象。有案例甚至化身為各種不同的身分，在政商名流中招搖撞騙，最後鋃鐺入獄。隱藏真實的自己，很可能是基於一種自我保護——即匱乏的心態。內在不斷製造出各種匱乏感，覺得別人給與的關注、愛，甚至金錢都不夠，覺得別人虧欠他，而這種匱乏感騙過自己的理智，久而久之便成了心靈的匱乏，只敢以假面示人，騙人騙己，終至賠上生命的幸福與恩典。

●說實話能解除情緒壓力●

人為什麼要說謊？有誰打從出生就會說謊或喜歡說謊？一個人之所以學會說謊，通常是個性與環境共構出來的結果。當我們還是孩子的時候，最需要的是生存與愛，如果我們曾因對長輩表現出真實的情感或感受，結果卻遭到責罵、批評、冷落，為了避免這些「負面效應」並爭取更多的關心與愛，便會找出一種可以取悅大人，進而獲得認同與愛的方式，於是學會了說謊。

將這種模式放大到整個社會來看，當某些人與所處的社會或族群產生了相異的價值觀時，也會透過欺騙來隱藏自己，以逃避被群體排斥、鄙視、唾棄或責罵，如隱藏自己的同性戀身分、政治理念、宗教信仰、特殊職業、特殊疾病等，為自己鍍上一層保護膜，以融入眾人之中，甚至迎合眾人，說眾人喜歡聽的話，做眾人喜歡做的事。但是，也可以不用這樣，如果我們心裡有清醒的覺知，便能擁有勇氣與他人做平靜、智慧的溝通，甚至努力改變環境，爭取更多的包容與理解。

說實話是我們的本分，溝通是我們的責任，而如何溝通則是我們該學習的功課。哲琛是一位中階主管，某次公司因人員缺額需要召募新人，由他進行甄選。在眾多求職者中，他選定了一位新人，並向老闆大力推薦，老闆採納意見後晉用了這位新人。不料，新人進入公司工作一段時間之後，哲琛發現他非常不適任，總是無法完成分內的工作。為了不使老闆發現這個問題，怪罪他用人不當，哲琛擔下新人的部分工作，還常常為他收拾善後。隨著業務量的增加，哲琛承擔的工作越來越多，壓力也越來越大，於是他陷入天人交戰：為什麼我該承擔這些事情？為什麼我該為他彌補業務上的漏洞？

在ＥＦＴ的協助下，他清理了不滿、憤怒等情緒，並發現在這些情緒之下的另一層情緒——罪惡感，他認為自己愚笨、無能，才會召募了一位不適任的員工。他清楚看見事情的關鍵——他並沒有為自己所做的錯誤決定負起責任。理論上，他該去向老闆報告這個新人的工作狀況並予以解聘，但是，因為擔心此事將使老闆不再信任他，認為他愚笨、無能或管理不當，於是選擇了逃避，他也為此背負了更多工作壓力與心理負擔。

在做了ＥＦＴ的敲拍後，他知道自己應該冷靜地向老闆說明當初決定晉用這位新人的過程與原因、目前新人的工作狀況以及他建議的後續處理方式，並為自己所犯的錯向老闆道歉，表明願意承擔後果，且將盡力彌補所有的過失。

他知道老闆聽了他的報告後可能會產生一些情緒反應，但他不應該因為害怕而逃避，他只需要管好自己的反應，承擔起自己該承擔的責任即可。萬一老闆發怒無法平息，他也會了解老闆的立場，並做好心理建設，一旦發生時，他將平靜以對。

之後，他依原訂計畫向老闆報告了事情的原委，結果老闆並未生氣，只交代他將事情處理好即可。這過程讓他學到一件事，在面對事情時，永遠不需要預設立場，自己嚇自己，而是要冷靜面對並勇於負責。事情就此圓滿落幕，他也解除了心頭的重擔。

還有一種逃避是因為「病」。我們常在新聞裡看到「久病厭世」的報導，有人因為害怕面對疾病的痛苦，或是自覺不久於人世，而採取了極端的手段以逃避痛苦。同樣的，也有人在面對相同的狀況時，卻能夠克服心理的恐懼或悲傷，以堅強、勇敢的態度正面迎戰，反而能利用有限的生命去實現未完成的夢想，開放地去愛自己所愛的人，擁抱人生最後的燦爛與價值。

面對重大疾病時，人們心中會經歷劇變，那是一種能量的轉換過程。一般而言，能量若不是用來消耗便是用來創造，當恐懼與害怕消耗了能量，人便沒有足夠的能量去創造未來的人生。面對劇變時，恐懼在所難免，但「信念」能讓人在經歷內心的巨大衝擊後，重新調整，並找到一種面對的態度。多數人選擇走向「希望」，有些人選擇走向「絕望」。在面對疾病的巨大威脅時，我們也可以利用EFT來幫助我們釋放恐懼，並在消除恐懼之後，重新找到面對生命與疾病的勇氣。過程中將會發現，原來我們遠比自己想像的更勇敢、更有能量與潛力。

●快樂四步曲●

步驟一：找一個安靜、隱密、不受打擾，使你可以盡情哭喊或發洩所有負面情緒的空間。

步驟二：想像一個讓你非常害怕面對的事情或情境，並且進入這恐懼的情緒裡。

步驟三：為這個事件或情境打一個從零到十分的「痛苦指數」；零分代表你感到完全地放鬆，釋放掉心中的恐懼，能夠無所畏懼地說出實情；十分代表你對於說出實情後可能產生的結果感到極度恐懼，使你寧可逃避而完全不願意面對。

步驟四：配合下一段內容所提及的敲拍方法與敲拍位置，依據你所面臨的實際情境，說出內心想要說的話，無論你說什麼或做什麼，即使大叫、大哭、大罵、講髒話都無妨。總之，請你毫無保留地釋放自己，在不傷害自己的前提下，把那些負面情緒當成體內的宿便，將它們統統排乾淨。

如果你不知道該說什麼或怎麼說，請參考下節的引導詞，引導詞的內容未必完全符合你的實際需要，因此，請依據你最真實的情況去說出最適合自己的話。最重要的是，不論你所說的話有多麼負面或多麼不堪入耳，請注意，在那些話的結尾必須是「但是我還是深深地愛我自己，百分之百地接受我自己」的肯定句。如果你沒有辦法接受以上那麼露骨的肯定句，你可以將它修改成「我願意百分之百地接受我自己」、「我願意選擇百分之百地接受我自己」或「我想我可以選擇百分之百地接受我自己」等較為含蓄的用語。總之，這些肯定句必須是你能完全認同並且完全接受的。

準備好了嗎？讓我們開始吧！

EFT深層情緒排毒示範

兩掌刀面相敲：請以每秒二至三次的速度敲擊，在敲擊的過程中，參考以下的引導詞，說出最適合你情境的話語，說話內容不限長短，同時，在說話的過程中請持續敲擊，直到說完你想說的話為止。

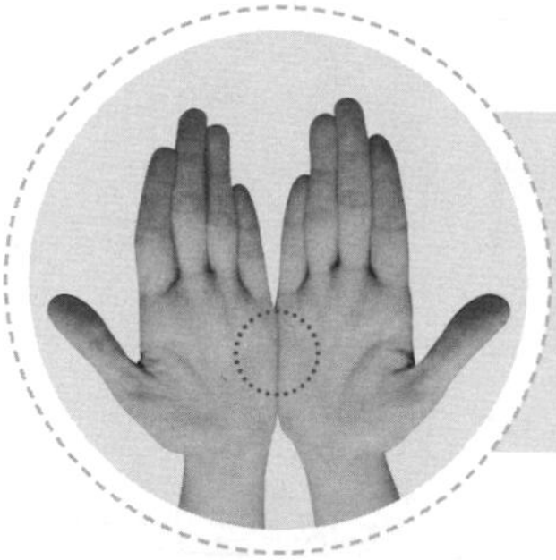
雙手

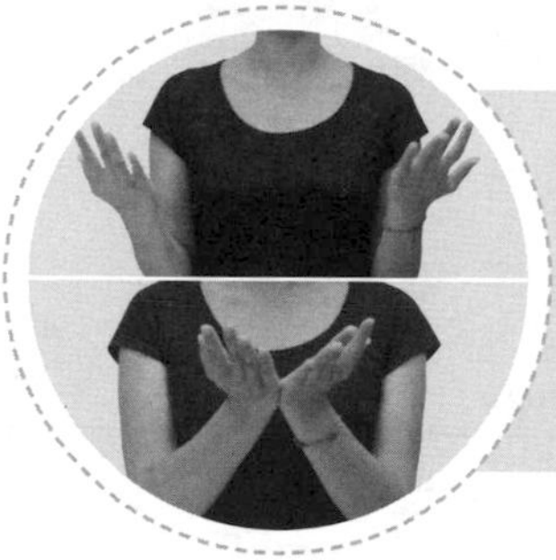
兩掌刀面相敲

引導詞

1. 雖然我不知道我為什麼這麼害怕，一想到說出實話的後果，就讓我感到非常恐懼，但是我還是深深地愛我自己，百分之百地接受我自己。

2.雖然我恐懼到說不出話來，一想到就害怕，但是我還是深深地愛我自己，百分之百地接受我自己。

3.雖然我沒有勇氣說出實話，雖然我沒有勇氣面對事實，但是我還是深深地愛我自己，百分之百地接受我自己，無條件地愛我自己。

身體穴位敲擊點

完成了上一步驟之後，請依照以下順序敲拍身上的不同穴位，同樣的，以每秒二至三次的速度進行敲拍，每個穴位的敲拍時間約五至十秒，你不必精準地計算時間，也不必在意每個穴位敲拍的時間長度是否分秒不差，只要在大致的時間範圍內即可。如果將這些穴位都敲過一輪之後，你還沒說完該說或想說的話，那就從第一個穴位開始再敲一輪，如此往復循環，直到說完你想說的話為止。

在你敲擊眉心（單手）、眼尾（雙手或單手敲一邊亦可）、雙眼下眼瞼中央下方骨頭處（雙手或單手敲一邊亦可）、人中（單手）、下嘴唇下方凹陷處（單手）、鎖骨下方（雙手或單手敲一邊亦可）時，請將食指與中指併攏，以這兩個指頭的指尖輕輕敲擊；敲拍兩側肋骨時，請將兩隻手臂彎曲，利用兩手指尖或虎口敲拍腋下約三至

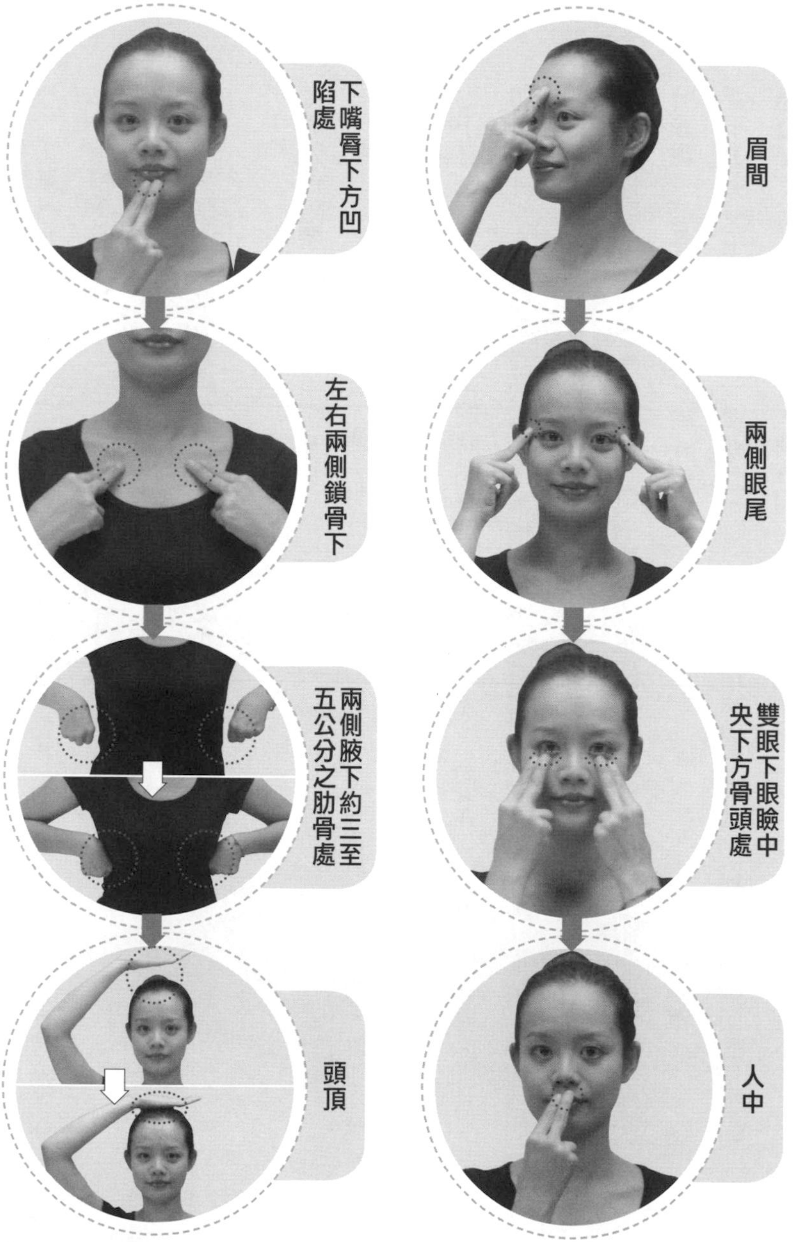
眉間
兩側眼尾
雙眼下眼瞼中央下方骨頭處
人中
下嘴脣下方凹陷處
左右兩側鎖骨下
兩側腋下約三至五公分之肋骨處
頭頂

五公分處（類似雙手叉腰的動作）；敲拍頭頂時，請以單手手掌輕輕敲拍即可。

如果你不知道該說什麼或怎麼說，請參考下節的引導詞，修改成適合你自己的話語即可。須特別注意的是，在這個釋放情緒的步驟中，請你想到什麼就講什麼，完全不要經過理智的修飾或過濾，讓你的潛意識盡情地釋放它真實的情緒與想法。如果你所說的話語是經過意識的修飾、抗拒或考慮的話，便無法達到真正的釋放效果，反而形成了壓抑。即使剛開始時因為不熟悉這個方法而說得顛三倒四也無妨，重點是你的情緒必須完全到位，換言之，你的身體、情緒、話語在這個步驟中必須是三位一體的，完全進入到你所要釋放的情緒當中，這個釋放步驟才會有效。

現在，請邊說你想說的話，並且依照以下的順序進行敲拍，請記住，不必精準計算時間，每個穴位敲拍時間約五至十秒即可，在說話過程中不要停止敲拍：

眉間 ↓ 兩側眼尾 ↓ 雙眼下眼瞼中央下方骨頭處 ↓ 人中 ↓ 下嘴脣下方凹陷處 ↓ 左右兩側鎖骨下 ↓ 兩側腋下約三至五公分之肋骨處 ↓ 頭頂

引導詞

我感覺很害怕，我感覺很恐怖，我感覺會有很恐怖的事情發生，這個恐怖的事情是我無法承受的。我感覺一旦說真話，我就會搞砸和別人的關係，別人會用異樣的眼光看我。我也很害怕說出來會傷害到別人，讓他們不喜歡我、懷疑我，覺得我很糟糕，覺得我是個很難相處的人。從此之後，我可能會交不到朋友，我可能會失去靠山，原來的朋友也會疏遠、孤立我，我的人際關係會變得很糟糕。我會變成一個孤單的人，越來越孤僻，別人也越來越不理我，最後連老闆都會覺得我是一個奇怪、孤僻而且不受歡迎的人，甚至可能因此開除我。

這實在是太可怕了，我越想覺得越恐怖，胸口好像壓著一塊巨石，壓得我喘不過氣來，也越想越不敢面對、想要逃避，我認為還是別把真相說出來比較好，不說出來至少是比較安全的。可是如果不說出來，我心裡又覺得好委屈，明明是我被壓榨，明明是我背了黑鍋，可是為了怕別人誤解或排斥我，我只好選擇了逃避。我知道我說不出來，我辦不到，我感覺壓力好大，天哪！我該怎麼辦？為什麼壓力這麼大？大到我幾乎無法承受了。老天哪！我覺得好恐懼、好害怕……。

在你發洩完所有的負面感受之後，請暫停敲拍，做三個深且長的呼吸，想像這些因為逃避所衍生的壓力和恐懼都隨著你的呼吸排放出來。如果你發現你原先打算處理的情緒已釋放得差不多時，卻有新的情緒浮現出來，這時，你可重複剛才所做過的步驟，開始釋放掉這個新出現的情緒。如果新的情緒層出不窮地冒出來時，那就請你一再重複這個步驟，一層一層地將它們釋放出來，直到它們完全釋放為止。

當你在釋放的過程中感覺越來越輕鬆時，就表示你的腦神經細胞越來越自由，越來越放鬆了。這時候你可以問自己一些問題，讓自己轉念。譬如：「我可以在這個事件與情緒中學習到什麼？」「除了以舊有的觀點來看這件事之外，這件事還有什麼其他的可能性是我所沒有想過的？」「如果所有曾經發生過的事情都是冥冥中最好的安排，那麼在這個事件中究竟隱含著什麼樣的禮物？」你會發現，當你排除了情緒之後，你不僅變得越來越客觀，並會試著從各種不同的角度來看待同一件事，而不再固執於單一的觀點與想法。這就表示你越來越豁達，越來越有智慧了。

然後，你可以進入下一個步驟——將肯定句輸入潛意識，增強你的能量。肯定句的作用在於為腦神經建構一個新路徑，讓它與正面的情緒搭上線。過程中，你可以隨時停下來感覺一下，看看有沒有殘留的情緒潛藏在身體的某個部位；若有，你可以刻意關愛那個部分，釋放那個部分。之後，重新開始敲拍動作，並且參考以下的引導詞，繼續說出你想說的話，在說話的過程中不要停止敲拍，直到說完你想說的話為止。

同樣的，在敲拍過程中不論出現任何想法與靈感，請你任它自由發揮，讓潛意識說出它自己想說的話，完全不要加以修飾或壓抑，你可能會有驚喜的收穫，譬如獲得一些非常棒的靈感或智慧等等。

引導詞

也許在說出真話後，我會被念一頓、被罵一頓，或者遭到白眼，但我相信，我還是會用平靜的心來面對一切。也許有些人會因此不喜歡我、不歡迎我，但我還是選擇用平靜的心來面對一切。別人的看法是別人的，重要的是我如何看待我自己，我不要再因為害怕別人的眼光而委屈自己。

我不再隱藏內心真正的想法，我要做我自己，我是勇敢的，我是和平的，我是溫和的，我是正直的，我是誠實的，我是有力量的，我會以誠實的心和婉轉的語言說出實情，我會用寬容的心和有力的語言說出實情，即使有人可能因此不喜歡我，但也可能有人會因此欣賞我。尤其是我自己，我會是第一個欣賞我自己的人，我會是第一個讚美我自己的人，我會是第一個鼓勵我自己的人。說出來吧！說出來的結果並不一定會那麼糟糕，至少事情可以得到解決。

我真是太棒了，我是一個有力量的人，我知道自己做得到。我相信我自己，當我相信我自己時，腦中便會有了解決問題的靈感，這個靈感將引導我如何去說，如何去做，使得事情可以圓滿解決。我知道我會以誠實的心、婉轉的語言說出有力的想法，我會寬容並且平和地面對一切的後果。我擁有解決問題的智慧，我的智慧將告訴我一個最好的方法，讓我冷靜地說出實情⋯⋯。

現在，停止敲拍並做一個深且長的呼吸，感覺一下你現在的「害怕面對現實，一心想逃避」的痛苦指數是多少？並為自己的痛苦指數評分，評分的方式與進行敲拍前完全相同。評完分之後，比較一下現在的分數和先前的分數有沒有不同？如果現在的分數低於三分，或是你原本的痛苦指數為十分，現在已降成五分，這表示你已經清除了一大半的負面能量。恭喜你！往後你可以繼續利用這個方法清理所有的負面情緒，你可以重複地練習，在自己的心靈中不斷輸入這些「肯定句」，讓自己的生活逐漸回歸常軌。當然，你也可以利用這個方法來幫助生活周遭的人。

經重複操作後，假如你「害怕面對現實，一心想逃避」的痛苦指數仍未降到零分，這時候，請你感覺這個情緒在你身體的哪裡？它讓你感到胃痛、頭痛、胸悶或疲倦嗎？它長成什麼樣子？請你感覺它的形狀、顏色，以及它在你的生活中所造成的影響，然後觀照它並接受它。你要允許它發生、讓它發生，寬容它、無條件地接受它並愛它。然後，你可以（於現在或下一次有空時）重複做EFT的敲打操，直到痛苦指數歸零。

第7章

十大情緒之四：拖延和自我破壞

所謂的拖延，指的是當你心中升起了某個動機或計畫，正待將計畫付諸實行的時候，內在便會出現某種拉扯的力量，使你無法行動。譬如，有個傳銷業務員心中一直渴望成為公司的超級業務員，他非常渴望成功，但潛意識裡卻經常出現另外一種聲音，那個聲音不斷告訴他：「你可別向人低聲下氣，求別人來買你的商品，這是一種踐踏人格的行為。」這種期望與行動背道而馳的現象即是拖延。

「拖延和自我破壞」是個極具深度的主題，因為不論拖延或自我破壞，都是內心非常深層的狀態所表現出來的行為。當事人常常無法察覺，或者即使察覺到了也沒有足夠的能量與之抗衡，只能無力地陷在惡性循環裡不可自拔。

●潛意識與意識的拉鋸戰●

內心的「拖延」形諸於外的便是「猶豫不決」，這是因為當事人並不知道自己真正想要的是什麼，也不清楚一旦動手做之後會獲得什麼成果，因為患得患失而無法下定決心，於是沒有採取行動，自然不可能獲得成功。這些具有拖延個性的人，常被誤認為懶散。事實上他們並不懶散，他們也渴望成功，甚至比大多數人更加渴望。然而因為不斷處於內在的抗衡中，於是導致了「拖延」。內在的煎熬加上外在的譴責，使他們懊悔、自責，最後喪失自尊，遭逢非常嚴峻的挑戰。

至於我們為何會對「拖延」無計可施呢？請想像一個騎著大象的人，當大象接受他的指揮，依照指定的路徑行進時，他可以日行百里；一旦大象不聽指揮，東奔西竄，他不僅無法依照原先的路徑行進，更可能飽受驚惶之苦。畢竟與大象相較之下，騎象的人顯得多麼渺小，如果大象不聽話，他還能有什麼辦法呢？這裡的大象即是潛意識，騎象者則是意識，當潛意識與意識交戰時，勝利者絕對是潛意識。這也就是為什麼有些人對於成功即使擁有強烈的渴望和企圖心，卻往往只能成為「思想的巨人，行動的侏儒」。

「自我破壞」也是一樣的。一個自我破壞者就好比一艘誤闖寒冷海域的船隻，眼見海面布滿冰山，船長雖然勉力指揮著船員閃避，卻仍然難逃撞擊而擱淺。因為海平面下的冰山遠大於海平面上的，但在肉眼無法預測的情況下，根本無從閃避。潛意識就好比是海平面下的冰山，它擁有比意識更為強大的力量，且讓人難以察覺，這股強大的力量會製造出一些既不可知又無法掌控的障礙，因而導致了失敗的結果。

●完美主義者的拖延行為●

人們之所以會拖延，還有一個原因，那就是追求完美。完美主義者在執行計畫之前，通常會將與計畫相關的所有可能性徹頭徹尾地思考一番，過程中一旦發現計畫的缺失或可能面臨的挑戰，便開始估算成功的機率。如果他認為成功機率不高，遠不如想像中完美，便會停步不前。因為對他來說，凡事要做就要做到最好，否則寧可不做。

完美主義者會耗費許多時間和能量在思考上。據研究，追求完美的人小時候大多受到比較嚴格的家庭教育，在事情做不好時經常遭受處罰，因而產生悲觀、失意、低自尊的傾向，影響所及，當他長大成人後，也會以同樣的高標準來要求另一半與孩子。另一些研究指出，凡是經過嚴格自我要求而達成目標的完美主義者，通常都是非常有潛能的人。換言之，追求完美的人若能將其特質轉化為積極光明的能量，不讓它發揮在自我障礙、批判或責難他人等方面，便擁有了邁向成功的無窮潛力。

完美主義者需要思考的是，世界上是否真的有完美？什麼是完美？我們必須學會接受自己的一切，接受當下所能達到的「最好」狀態。這並不是說不該對自己設立一個標準或要求，而是別去追求絕對的完美。世間沒有絕對的完美。譬如一間工廠，當它將商品生產到毫無瑕疵就叫完美？還是讓商品準時上市？或是做出讓所有人都喜歡的商品？唯有不斷進步才是完美。當我們在每一個當下把事情盡力做到最好，那就是完美。請接受當下的自己，多多參考他人意見，並轉化成正向能量，客觀、積極地去面對問題。

●打破拖延和自我破壞的惡性循環●

稍早曾經提過，拖延會讓人產生懊悔、自責和低自尊等自我破壞性的情緒，而這些情緒又會造成再次的拖延，使得拖延和自我破壞形成一種惡性循環，將人緊緊捆縛其中。但是，擁有這種性格的人永遠只能任由自己陷入失敗的泥淖中嗎？其實不然。我們可以嘗試運用ＥＦＴ的方法，先擺脫無休無止的負面情緒，進入清明的內觀中，然後找出造成失敗的信念，一旦能夠不帶情緒地看清楚這些信念，便有能力做出正確的選擇。我們可以修改自己的信念，採取正向的行動，因為我們從自我破壞的情緒中搶回了能量，並將它運用於有建設性的決定上，因此得以擺脫那些不斷扯後腿的傢伙，繼續往前走。

在ＥＦＴ的內觀中，我們可能會看到一些令自己非常驚訝的過去，它們或許來自前世，來自親身經歷，也可能來自曾經看過的影片、電視劇，甚至是一幕深受震撼的視覺印象……。它們在我們未察覺的情況下在腦中形成了莫名其妙的信念，成為人生的絆腳石，讓我們在關鍵時刻不斷跌倒。

如果你是一個擁有「拖延與自我破壞」性格的人，並且準備要有所改變，首先，請你停止自我批判，因為你並不像自己或別人所認為的那麼糟糕。相反的，你可能是一個具有高度靈性的人，並在此生中選擇了一個艱難的課題——「拖延與自我破壞」，以它作為自我挑戰。只要超越這個挑戰，跨過這道障礙，從此以後，你的潛意識和意識將能攜手合作，輕易創造出你所想要的成功結果。

●躲在成功背後的心魔●

這裡有一則值得分享的案例故事。趙弘是一位有洞見與覺察力的男士，對於未來懷抱強烈的企圖心，也具備成功人士的諸多特質。十年前，他為自己設下遠大目標，並不斷充實自己。他上過許多的課程，例如：潛能開發、行銷、公眾演說，以及如何創業、組織團隊、成為優秀的領導人等。他並不是幻想家，而是實踐家，他積極擘劃未來，也在過程中不斷調整自己的信念，因此能在每一次的重大決定中做出正確判斷，朝著夢想逐步前進。

表面上看來，他是一個積極上進的典範，然而他卻有著不為人知的隱憂。在創業過程中，他發現內在經常有兩股力量在拉扯，一邊是「做」的力量；另一邊是「不做」的力量。就在他要著手執行計畫的關鍵時刻，「不做」的力量總是會一再跳出來阻撓他，使他陷入拖延和自我破壞的循環裡。這個內在的戰爭消耗他許多正面能量，每一次他都要心力交瘁地把自己從中拔出來。

由於平時就經常反觀自照，因此趙弘在EFT的敲拍過程中迅速進入核心，看見自己的深層情緒。他發現，一方面他很渴望成功，另一方面卻也很害怕成功，因為他認為一旦事業成功，便會失去健康及家庭。察覺這個信念後，他感到非常迷惑，因為在衝刺事業的過程中，他從未忽略過家庭與健康，反而將它們看得和事業一樣重要。他不僅關心家人間的情感維繫，也很注重飲食的均衡與營養，他還經常運動，因此，這種疑慮毫無道理可言。可是，他的確有此恐懼，那甚至真實得讓他產生了拒絕成功的念頭。

為了找到恐懼的源頭，趙弘做了前世今生的回溯，試圖「回到過去」揪出阻礙他前進的心魔。在過程中，趙弘看到在某一世中，他曾經是個非常成功、富有的商人，但因年輕時過度操勞，晚年不幸罹患重病。沒想到，他的兒子卻趁機霸占了所有家產，棄他與老妻於不顧，兩人只能棲身在一座破廟裡，過著窮困潦倒的生活。最後，他病死廟中，留下陪伴他一生的妻子，孤苦無依地度過餘生。

做完回溯後，趙弘總算明白心結所在，原來他之所以害怕成功，就是因為前世的成功經驗與「晚景淒涼」產生聯結，深深儲存在潛意識裡。每當他朝向成功邁進一步時，潛意識便會跳出來阻止他，以免他重蹈覆轍。他也明白為什麼自己經常會對太太感到愧疚，因為她就是他那一世的妻子。

在EFT與回溯的協力下，趙弘認清了前世的錯誤並非肇始於「成功」，而是因為他沒有將家庭和孩子照顧好，才導致悲劇與缺憾。由於他此生並沒有犯下這樣的錯誤，所以他大可以放下所有恐懼，勇敢向前邁進。

三個月後，趙弘從過去那個經常裹足不前的「我」中脫胎換骨，他擺脫了心魔，開始發揮極為強大的精神能量。當他想為工作團隊尋找人才時，心目中的理想人選便在很短的時間內出現了。他也發現自己做任何事情的行動力都越來越強。他強烈感覺到意識和潛意識正合作無間地朝向同一個目標努力。這便是EFT情緒排毒和生命回溯不可思議的效果。

你可以不必相信前世今生的論調，你只要相信你的信念是由自己所造成，並相信你可以透過努力去扭轉那些帶來阻礙的信念。如果你的信念來自曾經看過的一些悲傷的愛情電影、爾虞我詐的宮廷戲、暴力物欲橫流的社會新聞，從現在開始，你可以停止去看、去聽那些對你沒有絲毫助益的新聞、電影、電視，別再把垃圾裝進腦袋裡，它只會剝奪你的能量。你可以多看一些事業成功、生活美滿、健康快樂的名人故事，在自己的潛意識中植入快樂的基因。

●情緒的不當釋放●

關於自我破壞，還有一種原因來自於「不當釋放」。例如：美華與志雄這對夫妻三天兩頭老是吵架，美華不斷抱怨志雄不尊重她、不疼愛她、完全不懂得浪漫……，兩人經常鬧得不可開交，幾乎到了離婚的邊緣。有一回，經過一番誠摯的溝通後，志雄答應改變自己，以達到妻子的期望，希望能挽回婚姻。誰知就在他兌現自己的承諾，努力成為美華心目中的好丈夫時，美華卻找碴似的，三不五時挑出一些問題來指控他。照道理說，當丈夫依照妻子的要求而有所改變時，妻子應該會感到開心、滿意，為何她非但沒有如此，反而脾氣變得更暴躁，處處挑剔，這又是什麼道理？

原因很可能在於，美華過去心中所累積的龐大情緒壓力一直未得到紓解，因此，當志雄「終於」成為一位好先生時，她感到受重視，壓力隨之放鬆，於是之前的各種情緒與怨恨便一古腦地傾洩而出，造成一種「自我破壞」的現象。

這就好比我們在外面受了氣，不論給我們氣受的是上司、同事、朋友或路人甲，我們對自己的情緒或脾氣多少會有所節制，可是一回到家，卻很容易把氣發在最親愛的家人身上。為什麼我們不對惹我們生氣的人發脾氣（除了層級關係、教養、禮貌等因素之外），反而容易拿無辜的家人當發洩的對象？因為，家人是我們最熟悉的人，而家提供了舒適、安全、放鬆的環境，讓我們可以「安心」地釋放自己的情緒。

總而言之，自我破壞不算是心理現象，而是一種外顯的行為，背後的原因有可能是「心理逆轉」（請詳見第二章），也有可能如上述的美華一般，是因為感到安全、放鬆了，而任由自己傾洩過去所積壓的情緒，或讓更深一層的問題顯露出來。不過，凡是「不適當」的情緒釋放，都有可能造成「自我破壞」的結果，所以，與其隨意地釋放自己的情緒，不如好好練習ＥＦＴ情緒排毒的技巧吧！

●快樂四步曲●

步驟一：找一個安靜、隱密、不受打擾，使你可以盡情哭喊或發洩所有負面情緒的空間。

步驟二：想像一件你從過去一直拖延至今均未處理的事情，或回想過去你曾經經歷過的「拖延和自我破壞」的惡性循環，並進入這樣的情緒當中。

步驟三：為這個事件或情境打一個從零到十分的「痛苦指數」；零分代表你完全沒有

任何拖延或自我破壞的情緒；十分代表你陷入極度的拖延和自我破壞的情緒當中，幾乎已達到無法扭轉的地步。

步驟四：配合下一段內容所提及的敲拍方法與敲拍位置，依據你所面臨的實際情境，說出內心想要說的話，無論你說什麼或做什麼，即使大叫、大哭、大罵、講髒話都無妨，總之，請你毫無保留地釋放自己，在不傷害自己的前提下，把那些負面情緒當成體內的宿便，將它們統統排乾淨。

如果你不知道該說什麼或怎麼說，請參考下節的引導詞，引導詞的內容未必完全符合你的實際需要，因此，請依據你最真實的情況去說出最適合自己的話。最重要的是，不論你所說的話有多麼負面或多麼不堪入耳，請注意，在那些話的結尾必須是「但是我還是深深地愛我自己，百分之百地接受我自己」的肯定句。如果你沒有辦法接受以上那麼露骨的肯定句，你可以將它修改成「我願意百分之百地接受我自己」、「我願意選擇百分之百地接受我自己」或「我想我可以選擇百分之百地接受我自己」等較為含蓄的用語。總之，這些肯定句必須是你能完全認同並且完全接受的。

準備好了嗎？讓我們開始吧！

EFT 深層情緒排毒示範

兩掌刀面相敲：請以每秒二至三次的速度敲擊，在敲擊的過程中，參考以下的引導詞，說出最適合你情境的話語，說話內容不限長短，同時，在說話的過程中請持續敲擊，直到說完你想說的話為止。

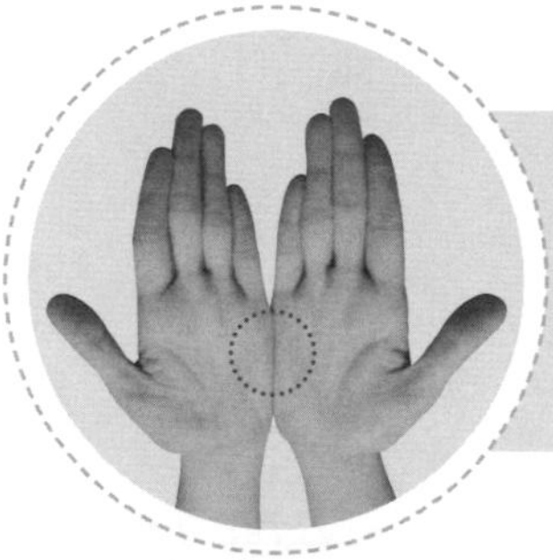

雙手

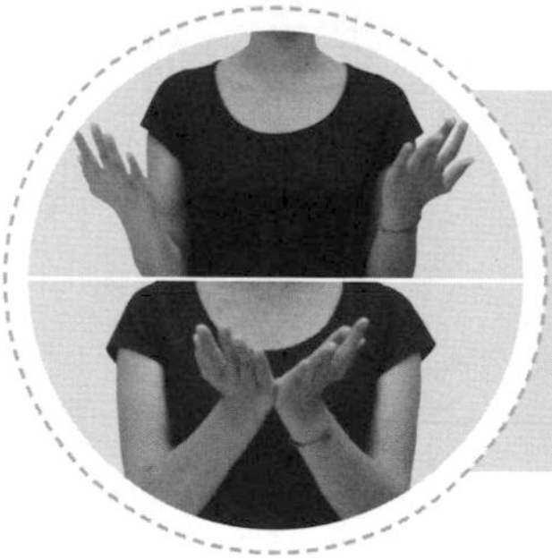

兩掌刀面相敲

引導詞

1. 雖然我不知道自己為什麼要拖延，我真的不知道自己為什麼不能立刻開始著手實現自己的夢想，但我還是深深地愛我自己，百分之百地接受我自己。

2.雖然我時常陷入拖延和自我破壞的情緒裡，我無力改變我的現況，但我還是深深地愛我自己，百分之百地接受我自己。

3.雖然我已經很努力想要克服拖延的習慣了，卻還是無法改變，但我還是要好好地愛我自己，百分之百地接受我自己，無條件地愛我自己。

身體穴位敲擊點

完成了上一步驟之後，請依照以下順序敲拍身上的不同穴位，同樣的，以每秒二至三次的速度進行敲拍，每個穴位的敲拍時間約五至十秒，你不必精準地計算時間，也不必在意每個穴位敲拍的時間長度是否分秒不差，只要在大致的時間範圍內即可。如果將這些穴位都敲過一輪之後，你還沒說完該說或想說的話，那就從第一個穴位開始再敲一輪，如此往復循環，直到說完你想說的話為止。

在你敲擊眉心（單手）、眼尾（雙手或單手敲一邊亦可）、雙眼下眼瞼中央下方骨頭處（雙手或單手敲一邊亦可）、人中（單手）、下嘴脣下方凹陷處（單手）、鎖骨下方（雙手或單手敲一邊亦可）時，請將食指與中指併攏，以這兩個指頭的指尖輕輕敲擊；敲拍兩側肋骨時，請將兩隻手臂彎曲，利用兩手指尖或虎口敲拍腋下約三至五公分處（類似雙手叉腰的動作）；敲拍頭頂時，請以單手手掌輕輕敲拍即可。

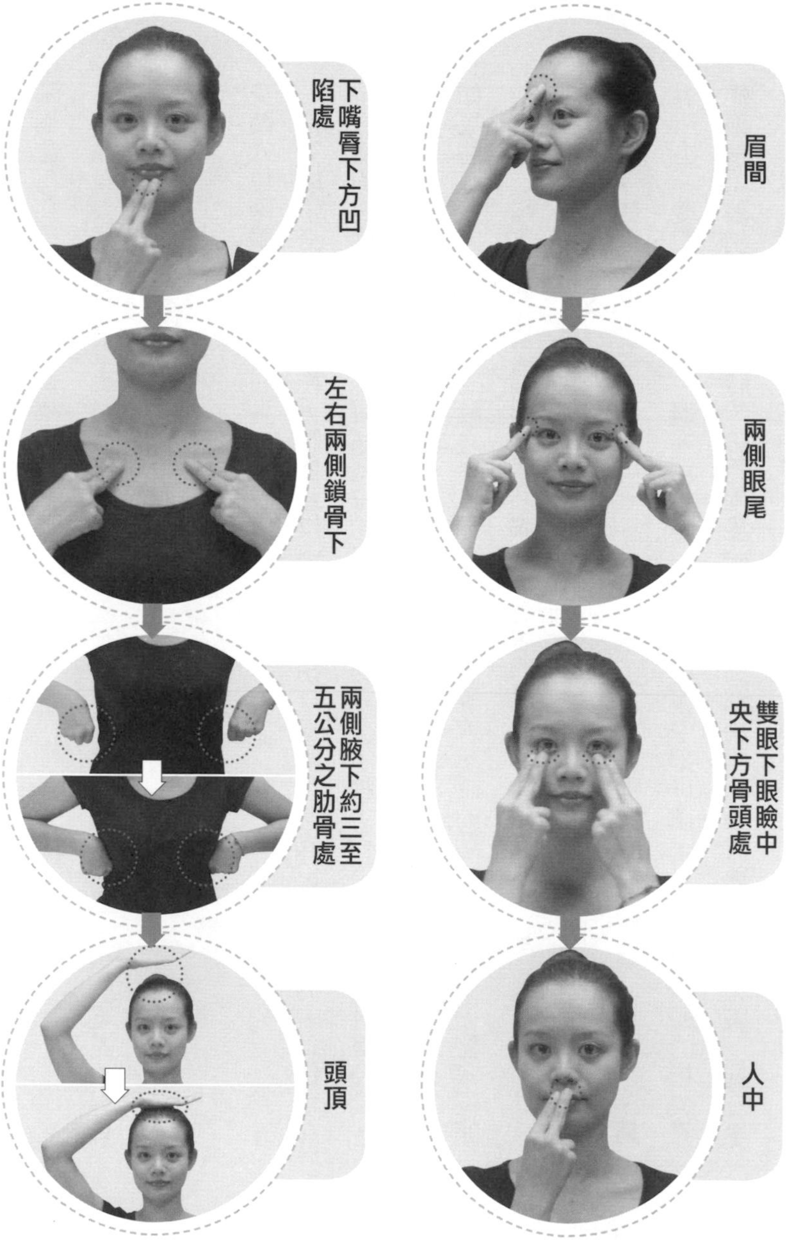
眉間
兩側眼尾
雙眼下眼瞼中央下方骨頭處
人中
下嘴脣下方凹陷處
左右兩側鎖骨下
兩側腋下約三至五公分之肋骨處
頭頂

如果你不知道該說什麼或怎麼說，請參考下節的引導詞，修改成適合你自己的話語即可。須特別注意的是，在這個釋放情緒的步驟中，請你想到什麼就講什麼，完全不要經過理智的修飾或過濾，讓你的潛意識盡情地釋放它真實的情緒與想法。如果你所說的話語是經過意識的修飾、抗拒或考慮的話，便無法達到真正的釋放效果，反而形成了壓抑。即使剛開始時因為不熟悉這個方法而說得顛三倒四也無妨，重點是你的情緒必須完全到位，換言之，你的身體、情緒、話語在這個步驟中必須是三位一體的，完全進入到你所要釋放的情緒當中，這個釋放步驟才會有效。

現在，請邊說你想說的話，並且依照以下的順序進行敲拍，請記住，不必精準計算時間，每個穴位敲拍時間約五至十秒即可，在說話過程中不要停止敲拍：

眉間↓兩側眼尾↓雙眼下眼瞼中央下方骨頭處↓人中↓下嘴唇下方凹陷處↓左右兩側鎖骨下↓兩側腋下約三至五公分之肋骨處↓頭頂。

引導詞

我不知道自己從什麼時候開始養成拖延的習慣，也不知道自己為何無法克服這個習慣，這讓我感到自己既無能又無力，難道我連這一點改變都做不到嗎？難道我就這麼沒用嗎？再這樣下去，我這輩子豈不是都毀了，難道我得一輩子靠別人活下去嗎？

我感覺心情好低落，這輩子一事無成，就像是別人的拖油瓶似的。

我明明常常花很多時間在思考，也有許多好點子，可是一旦有好點子出現之後，我總會接著想到實現過程中所可能出現的各種困難、障礙與挑戰，一想到那些困難，我彷彿預知了失敗的結果，心裡感到很害怕，所以我寧可放棄那些點子，不做至少不錯，做了就有可能會犯錯，與其如此，那幹嘛還要浪費力氣去做呢？雖然看起來我的確避開了失敗的危險，可是我內在偏偏又渴望能夠成功，所以我對自己很失望，難道我就不能鼓起勇氣試一試嗎？

不過，我有可能成功嗎？我如果真的成功了，別人會怎麼看我呢？我的朋友會因為我的成功而嫉妒我、排擠我並且疏遠我嗎？我有可能因為成功而沒空陪伴父母與家人，使得他們不諒解我，以為我過河拆橋？天哪！看來成功也必須付出好大好大的代價，這樣看來，成功又有什麼用？我還不如維持現狀來得安全些。算了算了，反正我就是這麼一個沒用的人，我什麼都改變不了，我註定這一生就這麼一事無成了，我什麼都不想再做了，我受夠了，真的受夠了……。

在你發洩完所有的負面感受之後，請暫停敲拍，做三個深且長的呼吸，想像這些因為「拖延與自我破壞」所衍生的壓力和恐懼都隨著你的呼吸排放出來。如果你發現你原先打算處理的情緒已釋放得差不多時，卻有新的情緒浮現出來，這時，你可重複剛才所做過的步驟，開始釋放掉這個新出現的情緒。如果新的情緒層出不窮地冒出來時，那就請你一再重複這個步驟，一層一層地將它們釋放出來，直到它們完全釋放為止。

當你在釋放的過程中感覺越來越輕鬆時，就表示你的腦神經細胞越來越自由，越來越放鬆了。這時候你可以問自己一些問題，讓自己轉念。譬如：「我可以在這個事件與情緒中學習到什麼？」「除了以舊有的觀點來看這件事之外，這件事還有什麼其他的可能性是我所沒有想過的？」「如果所有曾經發生過的事情都是冥冥中最好的安排，那麼在這個事件中究竟隱含著什麼樣的禮物？」你會發現，當你排除了情緒之後，你不僅變得越來越客觀，並會試著從各種不同的角度來看待同一件事，而不再固執於單一的觀點與想法。這就表示你越來越豁達，越來越有智慧了。

然後，你可以進入下一個步驟——將肯定句輸入潛意識，增強你的能量。肯定句的作用在於為腦神經建構一個新路徑，讓它與正面的情緒搭上線。過程中，你可以隨時停下來感覺一下，看看有沒有殘留的情緒潛藏在身體的某個部位；若有，你可以刻意關愛那個部分，釋放那個部分。之後，重新開始敲拍動作，並且參考以下的引導詞，繼續說出你想說的話，在說話的過程中不要停止敲拍，直到說完你想說的話為止。

同樣的，在敲拍過程中不論出現任何想法與靈感，請你任它自由發揮，讓潛意識說出它自己想說的話，完全不要加以修飾或壓抑，你可能會有驚喜的收穫，譬如獲得一些非常棒的靈感或智慧等等。

引導詞

昨日種種譬如昨日死，今日種種譬如今日生，不論過去的我是什麼樣子，那些都已經過去了。從現在開始，我是一個全新的自己，我要停止內在那些亂七八糟的自我批判和雜音。首先，我要好好愛我自己，無論過去的我有多麼會拖延，無論那些拖延曾造成多大的損失，也無論別人曾經如何批判我懶惰、遊手好閒，過去那些因為自我破壞所造成的傷害，此時此刻將會獲得療癒。

從現在開始，我將停止自我批判，我將看見自己所有的優點，我將朝向正面思考，我決定原諒自己過去所有的錯誤。從此以後，我是陽光的，正面的，如同一個發光體，散發出燦爛的光芒。我會放下過去那些舊的包袱，一有好的想法，便放手去做，我要全然地放下過去那些負面思考，並且開始愛我自己，我放下了，全部都放下了，既然我選擇放下，我便會真正地放下，我相信我可以放下，真正地放下。

現在，請你暫停敲拍，做三個深且長的呼吸，讓這些負面情緒全部隨著呼吸排出來。

當你釋放出那些負面情緒之後，你會感覺自己的心越來越安定，越來越穩當。如果此時你感受到曾經有別人因為你拖延和自我破壞的個性而受過傷害；如果你曾在不自覺中以批判自己的方式去批判別人，或是以自以為完美的標準去過分地要求別人時，請重複剛才的敲拍動作，參考以下的引導詞，繼續說出你想說的話，在說話的過程中不要停止敲拍，直到說完你想說的話為止。

> 對不起，請你原諒我，我不是故意的，我真的不是故意的。如果我曾經對你造成傷害，請你原諒我，原諒我過去的無知，原諒我因為拖延而對你造成的損失。請你了解，在傷害你的當下，我正處於自我破壞的情緒裡，雖然我是無心的，但仍然波及到你並因而傷害了你。請你相信我，我不是故意的，請你相信我，那一切都非我所願。謝謝你願意相信我，謝謝你願意寬恕我，謝謝你願意祝福我，也謝謝你陪我走這一段成長的道路。謝謝你，謝謝你，我愛你。

現在請你做三個深且長的呼吸，讓這些愧疚的情緒隨著呼吸全部排放出來。

當你釋放出那些負面情緒後，你會感覺自己的心越來越安定，越來越穩當。然後觀想這個（些）曾經被你傷害過的人正面帶微笑看著你、祝福你。

接下來，請感覺一下你的「拖延和自我破壞」的痛苦指數是多少？並為自己的痛苦指數評分，評分的方式與進行敲拍前完全相同。零分是你完全沒有感到任何拖延和自我破壞的情緒；十分代表你陷入極度的拖延和自我破壞的情緒當中，幾乎已達到無法扭轉的地步。請感覺一下前後的指數有沒有改變，如果你現在的指數低於三分，或者從原本的十分降為五分，這表示你已清除了一大半的負面能量。恭喜你！往後你可以繼續利用這個方法清理所有的負面情緒，你可以重複地練習，在自己的心靈中不斷輸入這些「肯定句」，讓自己的生活逐漸回歸常軌。當然，你也可以利用這個方法來幫助生活周遭的人。

經重複操作後，假如你「拖延和自我破壞」的痛苦指數仍未降到零分，這時候，請你感覺這個情緒在你身體的哪裡？它讓你感到胃痛、頭痛、胸悶或疲倦嗎？它長成什麼樣子？請你感覺它的形狀、顏色，以及它在你的生活中所造成的影響，然後觀照它並接受它。你要允許它發生、讓它發生，寬容它、愛它，無條件地接受它並愛它。然後，你可以（於現在或下一次有空時）重複做EFT的敲打操，直到痛苦指數歸零。

第 8 章

十大情緒之五：罪惡感和自責

罪惡感猶如生命中的恩典或守護神，時時守護並督促著我們，在人生的道路上不斷修正錯誤，往前進步。如果能善用罪惡感，每次在它產生的當下，勇於面對並改正過錯，從中記取教訓，便可避免重蹈覆轍；相反的，如果只是一味耽溺於自責的情緒，不斷將能量浪費在自怨自艾當中，便會忽略了罪惡感這位守護神給予的殷切提醒，一再犯下相同的錯誤。

小自在馬路上隨手丟棄垃圾，大至在盛怒之下出手打傷孩子，凡是有良知的人都有過罪惡感。有些小罪惡感或許不構成傷害，但強烈的罪惡感可能嚴重到讓人走不出自責的情緒，甚至成為終生擺脫不了的夢魘。

●轉煩惱成菩提●

罪惡感可能起因於：對某件該負責的事情並未負起責任，也許是一句來不及說出口的道歉，也許是一個該彌補而沒有彌補的錯誤，也可能是一個沒有獲得善後的事件。如果我們在罪惡感產生時未採取任何補救措施，它就會轉變成心理負擔。

小如的故事便是如此。她是個很愛開玩笑的女孩，曾在學生時期開了小鳳一個玩笑。對小如來說，那只是無傷大雅的玩笑，轉身即忘。沒想到二十多年過後，小如在馬路上巧遇一位同學，同學提起小鳳失業並罹患憂鬱症。同學還說，小鳳在陳述心情時，一再提起過往的那個玩笑，認為小如深深傷害了她。

小如聽到這件事的第一個反應是錯愕，當初她並沒有要傷害對方的意思，純粹就是個玩笑，現在她得知小鳳罹患憂鬱症，心中產生很深的罪惡感，覺得應該找機會向小鳳道歉，卻因為工作、生活忙碌而未能付諸行動，後來這個罪惡感時不時便會跳出來，讓她深受折磨。

這故事讓我們看到一個未即時處理的小問題，如何形成了大問題。由於小鳳不曾向小如表達受傷的心情，使小如無從說明與道歉，而埋下憂鬱症的禍因；小如則因「拖延」而遲遲未有道歉的行動，日後深受罪惡感的折磨。

罪惡感會隨著時間，成為背上背負的一顆放不下的大石頭，石頭越來越重，削弱了我們的能量。罪惡感也猶如一道厚牆，成為我們與心靈溝通的障礙，若無法和自己的心靈溝通，就找不到錯誤的癥結並解開它，未來仍有可能繼續犯下相同的錯誤。因此，在錯誤或罪惡感產生時，應該即時且勇敢地面對它、處理它、放下它，「轉煩惱成菩提」，讓曾經發生過的錯誤成為未來待人處世的智慧。

●負責任與罪惡感的差別●

釋放罪惡感是非常重要的，有些人會將罪惡感和負責任混為一談，因此，在學會釋放罪惡感之前，讓我們透過以下的例子，了解二者之間有什麼不同。一位主管領導團隊執行一項專案，最後失敗了。他內心承受很深的罪惡感，不斷自問：是不是我不夠盡力，是不是我能力不足，否則為什麼會搞砸了？同時，他總覺得有人在背後怪罪他、議論他，使他深感羞愧，最後因為無法原諒自己而引咎辭職。他認為，辭職是一種「負責任」的做法。但真是如此嗎？

不妨問問以下幾個問題：辭職是否可以彌補公司因專案失敗所造成的財務損失？辭職是否可以挽回團隊的士氣？辭職是否可以修正他在這次失敗中所犯下的錯誤？答案是：不行。若真要負起責任，他應該帶領團隊檢討錯誤的成因，修正執行過程中所犯的錯誤，並積極規劃下一個專案，做出滿意的成績，以彌補上一次的損失。辭職是一種低能量的解決方式，目的是逃避自己的罪惡感，對於公司及團隊沒有任何實質上的幫助。真正高能量的處理方式是「面對與解決」。

擁有高能量並負責任的主管，在面對失敗時，會對老闆和其他同事這麼說：「我的團隊成員都盡力了，但我們沒有把事情做好是事實。我會帶領團隊進行檢討，絕不規避責任，我也會記取這次的教訓，未來不再犯相同的錯誤，並設法彌補損失。任憑公司懲處，我概括承受。」

所謂高能量的解決方式，即是在行為、態度或身心靈上都勇於對自己負責。總之，凡是最誠實、對自己負責任的，就是高能量的做法。以高能量的方式處理問題，不管結果如何，你都能心安理得。

另一種逃避罪惡感的方式是「推卸責任」，這是當今社會普遍存在的現象。有些人因為不敢承擔過錯，一旦出了錯，便開始質疑某些環節有問題，並且將所有的責任都推到別人身上。有時候在推卸責任的過程中，會「選擇性」地陳述他人的錯誤並隱匿自己的錯誤，這也是一種逃避的心理。上述二者都屬於低能量的處理方式，表面上看來，似乎避開了自己的過錯，但因為有違事實，良知終究會繼續善盡它提醒的義務，罪惡感將如影隨形。

也有人雖然勇於認錯，卻死不改過。他會自怨自艾，不斷沉溺在自責、悔過、痛苦等情緒裡，卻並未改進自己的行為，這是因為他將大部分的能量都用來應付罪惡感，以至於無法跳出情緒所構築的牢籠，搞不清楚到底該做什麼才不會對自己與他人造成遺憾。

有些人的罪惡感非常嚴重，即使一點小錯都可以引發強烈的罪惡感。例如：孩子犯了錯，父親很不高興，轉而責怪母親，認為是母親沒把孩子教好，兩人之間發生激烈的爭吵。這時，孩子心中產生自責，認為這一切都是他的錯，是他引起這場爭吵。日後，每當碰到父母爭執時，他便會將過錯攬在身上，影響所及，只要碰到任何不順遂的事情，他的第一個反應就是「這一切都是我的錯」，這種習慣甚至會延續到成年。通常，有這種傾向人並不知道自己為什麼老是把過錯往自己身上攬，必須透過「回溯」找出罪惡感的根源，釋放它，才能避免不斷被它所困。

其實，良知從來不會責備我們，它只是在告訴我們，我們有能力也必須為自己的行為負責；良知從來不會批評我們，它只是在提醒我們必須做出適當的改變，以免重蹈覆轍。從現在開始，你可以選擇成為一個有良知、有力量的人，並讓ＥＦＴ助你一臂之力，克服自己的罪惡感。

●良知的寬容與慈愛●

玫芳從小就能接收到來自靈界的訊息，她是個專門照顧重症病患的護理師。對她而言，每天的工作猶如打仗，從早到晚忙著給病人吃藥、換藥、打點滴、做檢查、沐浴和口腔護理……，常常忙得連上廁所的時間都沒有。有一天她到醫院上大夜班時，發現她所照顧的一位老爺爺剛剛往生了。老爺爺臥病許久，玫芳將他當成自己的長輩一般地照顧。爺爺往生讓她很難過，她想起最後一次幫爺爺做口腔護理的時候，因為太忙而有點馬虎，使她感覺非常愧疚，很希望能幫爺爺做往生護理，以彌補那個愧疚感。可惜當天她被分配去照顧另一床病人而不能如願。

當愧疚感纏繞著玫芳，使她無法專心照顧病人的時候，突然感覺那位剛過世的老爺爺就站在身邊，微笑著輕拍她的肩膀，好似在對她說：「沒關係，沒關係，妳現在只要專心把這位病人照顧好就可以了，沒有關係的。」剎那間，她心中愧疚的大石頭放下了，使她可以專注處理當下的工作。玫芳非常慶幸能得到老爺爺的寬恕，讓她得以釋放心中的愧疚感，否則她很可能因為心有旁騖而給錯藥或做錯事，造成嚴重的後果。

你可以不相信靈魂之說，但可以想像自己心中有一位慈祥的老爺爺或老奶奶，他

（她）就是我們的「良知」，隨時以寬容和慈愛提醒我們而非責備我們，鼓勵我們而非詆毀我們。他（她）給與我們負責任的勇氣，幫助我們繼續往前走，不讓罪惡感壓垮我們。

●讓罪惡感的高牆倒下●

蔣洪是一位富有的中年男性，在情感生活中，除了明媒正娶的老婆之外，還有一位長期的外遇對象及一些逢場作戲的女人。雖然如此，他心裡其實深愛著老婆，不希望老婆因為他的外遇而受傷，所以他對自己的出軌懷著很深的罪惡感，也一再告訴自己必須停止，但無論如何他就是克制不了出軌的衝動，使得罪惡感日益加深，壓得他喘不過氣來。

在EFT深層情緒排毒的過程中，他哭得很傷心，不斷釋放出對老婆的罪惡感，歷經半小時，他內在的聲音逐漸浮現出來。他說，從有記憶以來，父親就不斷外遇，甚至還有私生子，一再傷了母親的心。他很痛恨父親，更心疼母親，發誓長大後絕對不要步上父親的後塵，不要讓自己心愛的女人受傷；他要好好照顧母親，一輩子都不要跟父親有任何瓜葛。但是令他不解的是，他為何長大成人後反而複製了父親的行為？

事實上，蔣洪心中的每一個「絕對不要」都在他腦中加深了這些行為的「圖像」，只是不自知罷了。因為我們的潛意識並不明白「No」、「不想」、「不喜歡」這些字眼，它只認得圖像和感受。不相信？讓我們來做個實驗，請你說出一樣你最不喜歡的物品，並觀察當你說出這個物品時，腦海中出現的是什麼形象？就是這個物品。是的，這就是潛意識的作用，也是蔣洪在不知不覺中步上父親後塵的原因。

蔣洪的故事讓我們了解到，罪惡感就像一道阻擋在人生路上的高牆，妨礙了我們與心靈溝通，讓我們不斷碰壁，找不到出口。因此，當罪惡感產生時，當務之急便是找到釋放它的方法，先摧毀那道高牆，面對問題的根源，才有機會「斬草除根」。現在就讓我們開始吧！

●快樂四步曲●

步驟一：找一個安靜、隱密、不受打擾，使你可以盡情哭喊或發洩所有負面情緒的空間。

步驟二：想像一件讓你深感罪惡的事，或許是過去曾經發生的，也可以是現在正在發生的事。

步驟三：為這個事件或情境打一個從零到十分的「痛苦指數」；零分代表你完全沒有

任何罪惡感或自責的情緒；十分代表你陷入極度的自責和罪惡感中，感到難以承受。

步驟四：配合下一段內容所提及的敲拍方法與敲拍位置，依據你所面臨的實際情境，說出內心想要說的話，無論你說什麼或做什麼，即使大叫、大哭、大罵、講髒話都無妨，總之，請你毫無保留地釋放自己，在不傷害自己的前提下，把那些負面情緒當成體內的宿便，將它們統統排乾淨。

如果你不知道該說什麼或怎麼說，請參考下節的引導詞，引導詞的內容未必完全符合你的實際需要，因此，請依據你最真實的情況去說出最適合自己的話。最重要的是，不論你所說的話有多麼負面或多麼不堪入耳，請注意，在那些話的結尾必須是「但是我還是深深地愛我自己，百分之百地接受我自己」的肯定句。如果你沒有辦法接受以上那麼露骨的肯定句，你可以將它修改成「我願意百分之百地接受我自己」、「我願意選擇百分之百地接受我自己」或「我想我可以選擇百分之百地接受我自己」等較為含蓄的用語。總之，這些肯定句必須是你能完全認同並且完全接受的。

準備好了嗎？讓我們開始吧！

EFT 深層情緒排毒示範

兩掌刀面相敲：請以每秒二至三次的速度敲擊，在敲擊的過程中，參考以下的引導詞，說出最適合你情境的話語，說話內容不限長短，同時，在說話的過程中請持續敲擊，直到說完你想說的話為止。

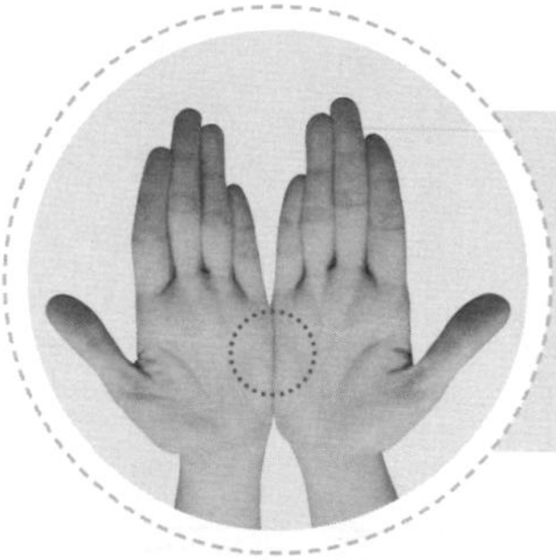
雙手

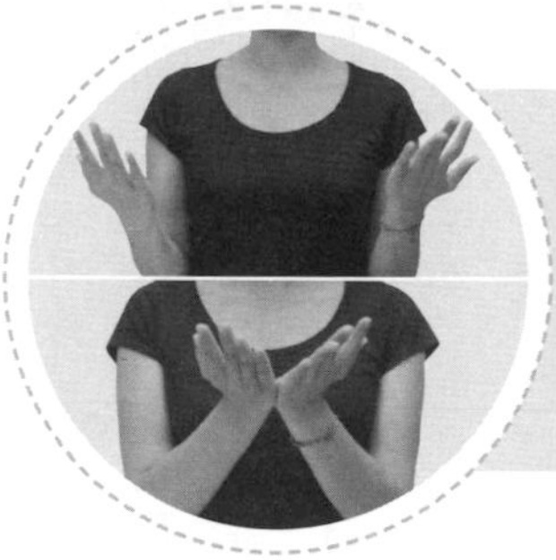
兩掌刀面相敲

引導詞

1. 雖然我不知道自己為什麼要做出這樣的事情，我真的不是故意的，我知道這些作為傷害了別人，也讓我承受了巨大的罪惡感，但我還是深深地愛我自己，百分之百地接受我自己。

2. 雖然我時常被罪惡感和愧疚感壓得喘不過氣來，雖然我暫時無力改變現況，但我還是深深地愛我自己，百分之百地接受我自己。

3. 雖然我還沒有勇氣承擔責任，也沒有勇氣面對事實，但我還是深深地愛我自己，百分之百地接受我自己，無條件地愛我自己。

身體穴位敲擊點

完成了上一步驟之後，請依照以下順序敲拍身上的不同穴位，同樣的，以每秒二至三次的速度進行敲拍，每個穴位的敲拍時間約五至十秒，你不必精準地計算時間，也不必在意每個穴位敲拍的時間長度是否分秒不差，只要在大致的時間範圍內即可。如果將這些穴位都敲過一輪之後，你還沒說完該說或想說的話，那就從第一個穴位開始再敲一輪，如此往復循環，直到說完你想說的話為止。

在你敲擊眉心（單手）、眼尾（雙手或單手敲一邊亦可）、雙眼下眼瞼中央下方骨頭處（雙手或單手敲一邊亦可）、人中（單手）、下嘴脣下方凹陷處（單手）、鎖骨下方（雙手或單手敲一邊亦可）時，請將食指與中指併攏，以這兩個指頭的指尖輕

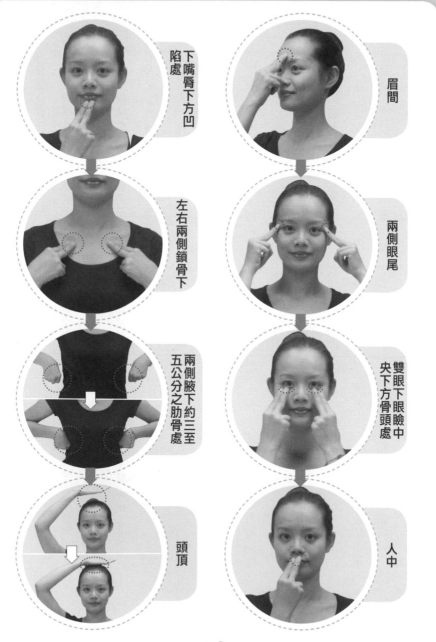

眉間

兩側眼尾

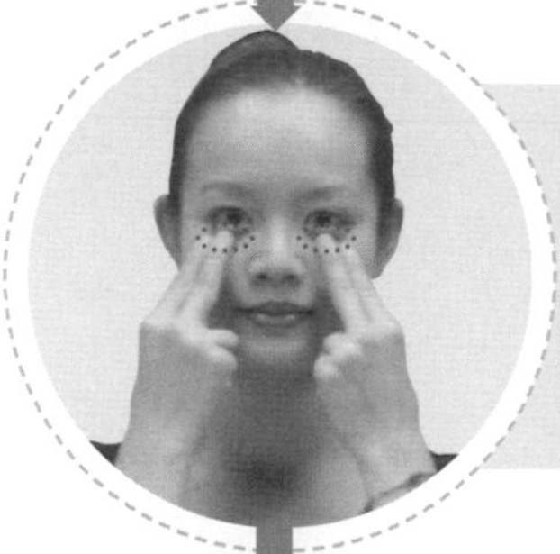
雙眼下眼瞼中央下方骨頭處

人中

下嘴脣下方凹陷處

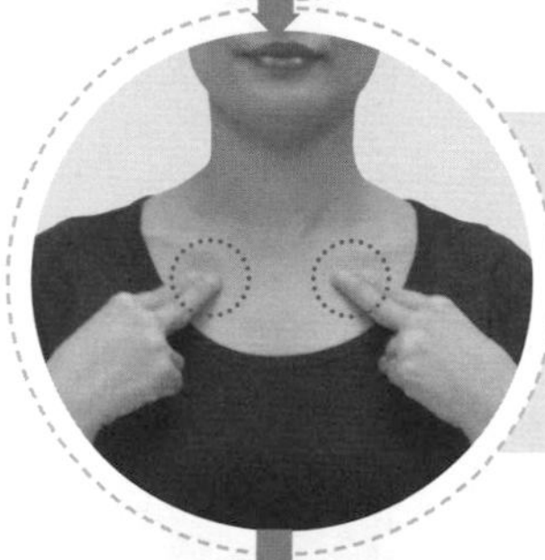
左右兩側鎖骨下

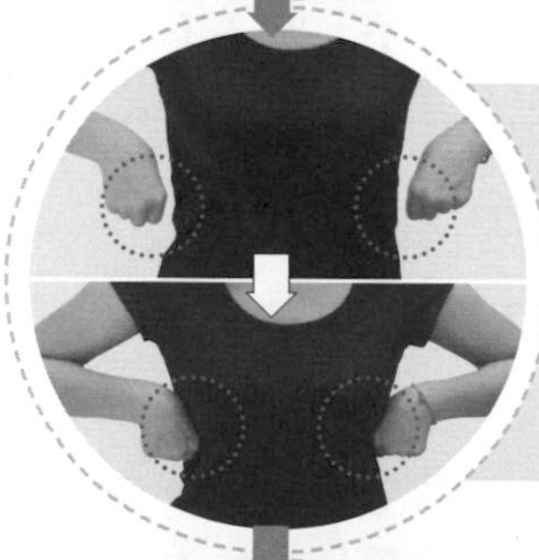
兩側腋下約三至五公分之肋骨處

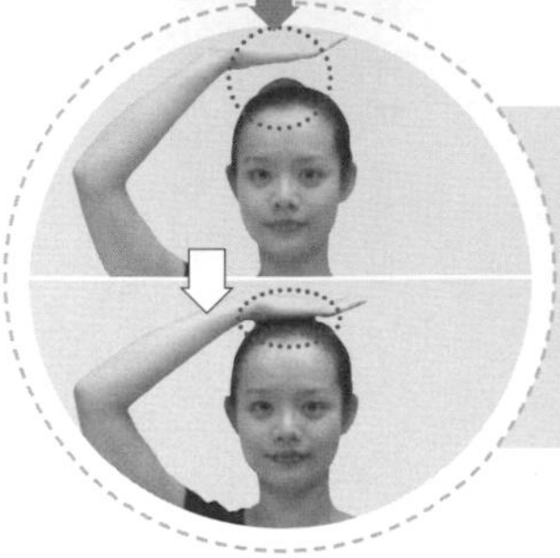
頭頂

輕敲擊；敲拍兩側肋骨時，請將兩隻手臂彎曲，利用兩手指尖或虎口敲拍腋下約三至五公分處（類似雙手叉腰的動作）；敲拍頭頂時，請以單手手掌輕輕敲拍即可。

如果你不知道該說什麼或怎麼說，請參考下節的引導詞，修改成適合你自己的話語即可。須特別注意的是，在這個釋放情緒的步驟中，請你想到什麼就講什麼，完全不要經過理智的修飾或過濾，讓你的潛意識盡情地釋放它真實的情緒與想法。如果你所說的話語是經過意識的修飾、抗拒或考慮的話，便無法達到真正的釋放效果，反而形成了壓抑。即使剛開始時因為不熟悉這個方法而說得顛三倒四也無妨，重點是你的情緒必須完全到位，換言之，你的身體、情緒、話語在這個步驟中必須是三位一體的，完全進入到你所要釋放的情緒當中，這個釋放步驟才會有效。

現在，請邊說你想說的話，並且依照以下的順序進行敲拍，請記住，不必精準計算時間，每個穴位敲拍時間約五至十秒即可，在說話過程中不要停止敲拍：

眉間↓兩側眼尾↓雙眼下眼瞼中央下方骨頭處↓人中↓下嘴脣下方凹陷處↓左右兩側鎖骨下↓兩側腋下約三至五公分之肋骨處↓頭頂。

引導詞

我不知道為什麼會發生這件事情，事實上我也不想這樣，但事情就是發生了。我真的不是故意的，這應該只是個意外，只是這個意外所造成的結果是我所承擔不了的。我對當事人真的感到很抱歉，真心誠意地感到很抱歉。事實上，這件事在我心裡已經折磨我很久了，我總是不斷承受著心裡的自責與罪惡感，但我能夠怎麼補救或挽回呢？

不是我不願意補救，我只是不知該怎麼做，我只是個平凡人，就像一般人一樣會犯錯，犯了錯之後我也會想要逃避，想要躲起來，假裝一切都沒有發生過，但這真的很難，我真的沒有辦法假裝事情沒有發生過，我的內心遠遠不像表面上那麼平靜。

我感到無力、愧疚、難過、害怕，在我不小心做錯了這件事之後，他們會原諒我嗎？萬一他們不原諒我，我該怎麼辦呢？可能有很多人會在背後罵我、唾棄我、排斥我、詛咒我。我想，這件事會造成我一生的陰影，使我永遠走不出來。誰來救救我吧！我真的沒有辦法彌補這個過錯，也沒有勇氣面對，雖然我不是故意的，但我仍然感到很慚愧、自責、無力，天啊！誰來幫幫我？

在你發洩完所有的負面感受之後，請暫停敲拍，做三個深且長的呼吸，想像這些因為「罪惡感與自責」所衍生的壓力和恐懼都隨著你的呼吸排放出來。

然後，重複剛才的敲拍動作，參考以下的引導詞，繼續自由地釋放你的情緒與想法，在說話的過程中不要停止敲拍，直到說完你想說的話為止。

引導詞

謝謝這罪惡感所給予我的提醒，使我看到了他人因為我所受到的傷害。我願意面對自己的錯誤，我選擇成為一個既負責任又有擔當的人。對不起，對於那些因為我犯下的錯誤而受到傷害的人、事、物，我對不起你們，向你們懺悔、道歉，請你們相信我不是故意的，請求你們能夠原諒我、寬恕我，請求你們給我一次彌補的機會，讓我有機會弭平傷痛，補償你們在心情或財務上的損失。對不起，請原諒我，我知道我錯了，我真的不是故意的。對不起，請原諒我。謝謝你們，我愛你們，感謝你們願意原諒我，感謝你們能夠了解我的情非得已，感謝你們能夠原諒我的無知，感謝你們的諒解，謝謝你們！我愛你們！

現在，請暫停敲拍，做三個深且長的呼吸，讓這些壓力全部隨著呼吸排放出來。如果你發現你原先打算處理的情緒已釋放得差不多時，卻有新的情緒浮現出來，這時，你可重複剛才做過的步驟，開始釋放掉這個新出現的情緒。如果新的情緒層出不窮地冒出來時，那就請你一再重複這個步驟，一層一層地將它們釋放出來，直到它們完全釋放為止。

當你在釋放的過程中感覺越來越輕鬆時，就表示你的腦神經細胞越來越自由，越來越放鬆了。這時候你可以問自己一些問題，讓自己轉念。譬如：「我可以在這個事件與情緒中學習到什麼？」「除了以舊有的觀點來看這件事之外，這件事還有什麼其他的可能性是我所沒有想過的？」「如果所有曾經發生過的事情都是冥冥中最好的安排，那麼在這個事件中究竟隱含著什麼樣的禮物？」你會發現，當你排除了情緒之後，你不僅變得越來越客觀，並會試著從各種不同的角度來看待同一件事，而不再固執於單一的觀點與想法。這就表示你越來越豁達，越來越有智慧了。

當你釋放出那些負面情緒之後，你會感覺自己的心越來越安定，越來越穩當。你完完全全可以確定，寬恕的能量已經介入，愛的能量已經在你與他人之間運行。接下來，你可以進入下一個步驟——將肯定句輸入潛意識，增強你的能量。肯定句的作用在於為腦神經建構一個新路徑，讓它與正面的情緒搭上線。過程中，你可以隨時停下來感覺一下，看看有沒有殘留的情緒潛藏在身體的某個部位；若有，你可以刻意關愛那個部分，釋放那個部分。之後，重新開始敲拍動作，並且參考以下的引導詞，繼續說出你想說的話，在說話的過程中不要停止敲拍，直到說完你想說的話為止。

同樣的，在敲拍過程中不論出現任何想法與靈感，請你任它自由發揮，讓潛意識說出它自己想說的話，完全不要加以修飾或壓抑，你可能會有驚喜的收穫，譬如獲得一些非常棒的靈感或智慧等等。

我有良知，這良知給了我力量，讓我看見自己的錯誤，我一定會去彌補它。我知道我有彌補的機會，我知道我有足夠的力量可以彌補，我相信，凡是過去發生過的事情都已得到寬恕。我有足夠的力量可以承擔這一切，我知道我可以，我知道我做得到。我願意試著彌補因為我的錯誤所造成的一切損失或傷害。我願意接受所有的建議，我願意給受到傷害的人機會，讓他們得以發洩心中的不滿、失望與怨氣，這是我所要送給他們的第一個禮物。

同時，我也願意和他們一起討論彌補的方法，我願意用具體的行動對他們釋出我最大的善意，並且釋放我的罪惡感。我知道這個過程會讓我成為一個更棒、更成熟、更大器、具有更高能量的人。

從現在開始，我將努力改變，我知道，當我願意承擔責任時，便能找到最好的解決問題的方法，這個方法將會幫助我去解開一切的癥結與錯誤，我知道接下來將會有源源不絕的好方法來幫助我，使我產生友善並且有力的改變。

我知道我是有勇氣的，我確定我是有勇氣的，我相信我有絕對的勇氣運用這些好方法來改變自己，改變過去的錯誤，並且釋放所有的罪惡感，我知道我可以，我可以，我真的可以……。

現在，停止敲拍並做一個深且長的呼吸，感覺一下你現在的「罪惡感與自責」的痛苦指數是多少？並為自己的痛苦指數評分，評分的方式與進行敲拍前完全相同。零分代表你完全釋放了罪惡感，並且相信自己將做出全新的改變；十分代表你陷入難以負荷的罪惡感與沈重感當中，幾乎已達到無法承受的地步。

請感覺一下與敲拍前的指數有沒有不同，如果你現在的指數低於三分，或者從原本的十分降為五分，這表示你已清除了一大半的負面能量。恭喜你！往後你可以繼續利用這個方法清理所有的負面情緒，你可以重複地練習，你將會發現更真實的自己，並且釋放那些被你隱藏得很深的負面能量。

經重複操作後，假如你「罪惡感」的痛苦指數仍未降到零分，這時候，請你感覺這個情緒在你身體的哪裡？它讓你感到胃痛、頭痛、胸悶或疲倦嗎？它長成什麼樣子？請你感覺它的形狀、顏色，以及它在你的生活中所造成的影響，然後觀照它並接受它。你要允許它發生、讓它發生，寬容它、愛它，無條件地接受它並愛它。然後，你可以（於現在或下一次有空時）重複做 EFT 的敲打操，直到痛苦指數歸零。

第9章

十大情緒之六：自我設限

在進入本單元之前，首先邀請你進行以下的「自我評估」，以便確知自己是否具有自我設限的特質。如果你經常或始終擁有如下的觀念：

1. 我沒辦法進入那家公司，因為我學歷太低了。
2. 我年紀太大，已經沒有機會再嘗試新戀情。
3. 我年紀太小又沒有工作經驗，沒有一家公司會想雇用我。
4. 我錢太多了，想來找我合作或交朋友的人可能都是為了我的錢。
5. 我太窮了，沒有人瞧得起我，也沒有人喜歡跟我交朋友。
6. 我太胖了，此生終將與愛情無緣，因為沒有人會喜歡一個胖子。

7. 我太瘦了，手無縛雞之力，進入那個團體一定會被欺負。
8. 我不夠聰明，反應也太慢，別人一定會瞧不起我並取笑我。
9. 我的經驗不夠，一定沒辦法勝任那個重責大任。
10. 我的經驗太豐富了，在專業領域裡，沒有我解決不了的問題，因此，我根本不需要傾聽別人的建議。
11. 我不夠好也不夠美，上司根本不會注意我的表現。
12. 我既內向又不善於交際，所以朋友很少，算了吧！與其交一些酒肉朋友，不如不要朋友。
13. 因為我遺傳父母的肥胖體質，這輩子注定不可能瘦下來了。
14. 我的命不好，這種好事怎麼可能發生在我身上？
15. 什麼？叫我學電腦！我都六十幾歲了，怎麼可能學得會呢？

這表示你是一個「自我設限」的人。

自我設限者經常會產生「因為我……，所以不能……。」的想法。之所以會有這樣的想法，是因為「缺乏自信」或較低的自我評價，使得他們在很多事情上不敢突破，始終在原地踏步，無法前進；自我設限者看不見自己所擁有的無限潛能，誤認為自己既渺小又無力，並因此一再錯過發揮自我潛能的大好時機。可以說，自我設限是成功路上的絆腳石，使他們與成功失之交臂。

●從好奇寶寶到瞻前顧後的大人●

每個孩子在童稚時期總是充滿好奇與自信，遇見新奇的事物時，總是充滿著探索的精神，並且不吝於一再嘗試。譬如：當鞋帶綁不好時，即使一再失敗，仍然會不斷重複再試；即使大人一再告訴他們別觸碰滾燙的鍋具，他們卻忍不住想碰碰看；他們老是搞不清楚鞋子的左右腳，但就算穿錯了也從來不在意。如此充滿著學習興趣並且勇於嘗試的孩子，曾幾何時變成了自我設限的大人呢？

因為，當他們小時候做出這些行為並且不斷受到大人的批評時，心中漸漸開始對自己產生質疑。例如：當他將鞋子的左右腳穿反時，身邊的大人如果對他說：「你怎麼這麼笨啊，穿了這麼多次還弄不清楚左右腳。」這樣的言語會在孩子的潛意識裡留下一個鮮明的印記，進而成為他的信念。長大以後，他的潛意識總會不斷地告訴他：「你怎麼這麼笨啊……。」而他便會依著潛意識的「指引」，做出很多愚蠢的行為。但是，他真有這麼笨嗎？當然不是。他只是被「設定」在錯誤的位置上，輸入不正確的信念，以至於對自己失去信心。

造成自我設限的第二個原因是「對於生存的恐懼」。多數人在接觸陌生人或陌生環境時，都會不自覺地產生自我保護的心態，這是因為人類的大腦裡有一個稱為「爬蟲類腦」的區域，一旦遇見不熟悉的事物時，這個腦區便會產生自然的反射作用，以保護自己不被侵犯。自我保護行為是動物在遷徙和繁衍的過程中，為了生存與躲避危險而演化出來的機制，但這個機制一旦「發揮」於現代社會，可能就會被視為怯懦。

「對於生存的恐懼」猶如一位貼心的小天使，在危機出現時提醒人們，避免陷於危難之中。然而，現代人安定、文明的生活方式，早已不需要如生活於叢林中的原始人般步步為營，但是貼心的小天使卻未隨著社會進化，他總是不時地提醒著我們：「別做這件事情，以免陷入危險之中；離那些地方遠一點，那裡可能不安全……」。當一個人的自我保護機制過度活躍時，便會在每個想要做出突破或創新舉動的時機，因為恐懼而卻步不前。

事實上，每個人的腦中或多或少都有些自我設限的印記。自我設限並不可怕，可怕的是被它牽著鼻子走。因此，我們應該要先找出自己「自我設限」之處，學會與它和睦相處，善用它的提醒功能，奪回人生的發球權，而不使它成為自我成長的障礙與限制。

掙脫自我設限的牢籠

以下是一個自我設限的真實案例，透過這個案例，你將更了解何謂自我設限，進而找到與它和平共處之道。

承治是一位廚藝精湛、廣受好評的飯店主廚，曾有五星級飯店或國外知名飯店提出優渥的條件，聘請他前去擔任主廚，卻被他一一婉拒。雖然這是他自己的決定，但每當夜深人靜時，他總會不由自主地想著：這些年來，我是否錯失了在不同飯店學習並自我提升的機會？尤其是，曾有一位很欣賞他的金主提出與他合開餐廳的構想，表明他可以發揮最大的創意，規劃出一家心目中的理想餐廳。然而承治在做過評估和考量之後，仍然放棄了這個大好機會。這些決定每每令他懊悔不已。

為了解除心中的懊悔，承治嘗試了EFT情緒排毒，並在敲拍過程中釋放出許多內在的恐懼。他說：「我很怕轉換工作後會失去現在擁有的一切，我害怕這些改變會使我一無所有。雖然我曾想過，改變可能使我的前途一片光明。但面對不可知的未來，我總是充滿著不安，不確定自己是否能夠做到，萬一做不到，我豈不是連現在的主廚身分和地位都沒有了。我不僅會失去現在的工作，甚至還可能失業，一旦發生這種事，父母一定會對我很失望。此外，我是不是再也沒有機會和朋友出去玩了？我的房屋貸款怎麼辦？可能連溫飽都有問題，怎麼付得起房屋貸款呢？我害怕失去目前安定的生活，與其冒著那麼高的風險，不如還是維持現狀來得安全……。」

承治在面對不可知的未來時所產生的不安，即是來自「對於生存的恐懼」。在EFT的正面引導中，承治以肯定句這麼說著：「萬一我成功了呢？說不定事情比我想像得還要順利，如果我能鼓起勇氣做出改變，我不僅可以滿足自我成長的渴望，還能學得比以往更精湛的廚藝，我可以出國學習異國料理，發明創意美食，我將擁有更高的能力與競爭力，我的朋友會更喜歡我所做的料理，我的父母將以我為榮！」

當排毒療程進行到這個階段時，承治的表情逐漸開朗起來，臉上露出了笑容。一眨眼工夫之後，他又哭喪著臉說：「可是我的內在還是有一個聲音不斷告訴我：你真的可以嗎？你辦得到嗎？我想你沒有這麼厲害吧！不要太高估自己了！老師不是說過笨鳥要先飛，否則會跟不上人家嗎？你那麼笨，又已經四十歲了，你覺得自己還有多少時間可以用來做這些嘗試？別傻了！父母不是告訴過你做人要誠實正直嗎？你怎麼可以背叛現在的老闆跳槽到別的飯店去呢？再說，你沒聽說過『爬得越高跌得越重』這句老話嗎？」

很明顯的，在EFT去除了承治的表層情緒之後，另一層隱藏在懊悔之下的情緒——「缺乏自信」逐漸浮現出來。在承治的言語中，可以看出他身邊的長輩所灌輸給他的觀念，如何養成他如今的信念。他們告訴他「跳槽是一種不誠實、不正直的背叛行為」；他們質疑他「你確定你可以嗎？萬一失敗了怎麼辦？」；他們告訴他「你是笨鳥，飛得慢，所以要先飛，免得跟不上人家」；他們勸誡他「爬得越高跌得越重」。這所有的見解他不僅照單全收，還養成了日後錯誤的信念，這信念始終不斷地影響他、阻礙他，即使他活到四十歲了，依然困在自我限制的牢籠中，始終缺乏自信，白白錯失許多邁向美好前途的大好機會。

●運用信念開發潛能●

德威克博士（Carol S. Dweck, PH. D.）在他所著的《心態致勝》（*Mindset: The New Psychology of Success*）一書中指出：心態是決定成功的最大關鍵。一個總是抱持著「我就是這樣的人，我沒辦法改變了」，或者「這就是我的個性，無論我做什麼事情，結果都是一樣」的人，通常具有「固執的觀念」，他們認為人的個性是與生俱來的，無法改變。這種人通常會規避改變的風險和失敗的可能性。他們認為一件事情的失敗就等於自身的失敗，失敗是因為自己太笨、能力不足……，而不會瀟灑地認為「勝敗乃兵家常事」。

相反的，如果你抱持著「無論我是什麼樣的人，無論我過去做過什麼樣的事，我相信可以在『現在』創造出和以往不同的改變」、「既然他可以做到，我一定也可以做到」，或者，當你認為「無論我的性格如何，只要願意，我都可以做出改變，而且我樂意嘗試改變」，這三種「積極成長」的態度，會讓你將能力如同身上的肌肉一般，是可以透過鍛鍊而變得更強壯的。因此，你願意嘗試新的挑戰；願意嘗試去做過去不曾做過或不習慣做的事；願意接受新的觀念和別人的意見。這樣的人比較有遠見，也容易獲得大展鴻圖的機會和喜悅。

如果你不屬於這種類型的人，也不必擔心，因為，成長性的心理狀態可以透過訓練開發出來。你現在已經了解，自我設限的種子通常來自於小時候的特殊事件。或許曾經有某個人、某件事讓你相信自己不夠好，認為自己很笨，以至於你大腦中的網狀刺激系統（Reticular Activating System, RAS）不斷地到處尋找事件來支持這個信念，使它愈來愈牢不可破。這信念如同支撐桌面的四隻腳，支撐著你的人生，你不必急於消除它，以免你的世界瞬間崩解，你應該重新檢視那些自我設限或自我否定的事件，以新的眼光和觀念去看待它。當你得到釋放和轉化後，自我設限的信念也會隨之瓦解。

世界最頂尖的NLP教練東尼・羅賓斯是位身價上億美金的激勵大師，在一堂專門為兩個各擁千萬身價的網路行銷高手法蘭克・柯恩（Frank Kern）和約翰・瑞斯（John Reese）所上的課程中，他們問羅賓斯：「為什麼很多有能力的人都無法真正發揮？為什麼我們能賺那麼多錢，但別人卻不能？」

羅賓斯透過一個很簡單的例子解釋說：「我們每個人都有潛能，但並不是每個人都清楚自己的能力何在，雖然我們的潛能一直都存在，卻必須透過行動來發現它。譬如喜歡唱歌卻無法確定自己歌藝好壞的人，透過參加一些表演或歌唱比賽，來驗證自己的歌唱實力。當他這麼做之後，便會藉由比賽結果來判斷自己歌唱技巧的優劣，進而產生一個信念，這信念便是開發潛能的一種方式。」

信念衍生出動力，假如你相信自己想做的事情將會成功，那麼你就會付諸行動，進而將潛能激發出來。譬如《賽德克．巴萊》的導演魏德聖，因為他認為將「霧社事件」拍成史詩般的電影是他責無旁貸的事；因為他相信這個故事將會感動許多人；因為他相信自己可以將這部電影拍得很好，於是傾全力完成這部作品，果然獲得空前的

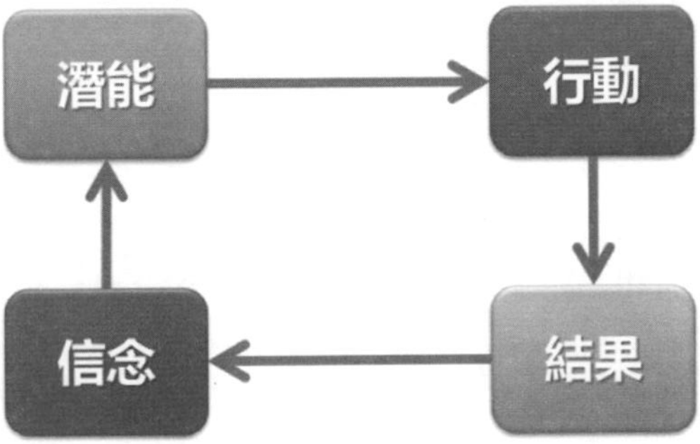

潛能開發

成功。相反的，假使你不相信自己會成功，或者你是個悲觀、保守的人，你就不會全力以赴，不會有勇氣發揮潛能將自己的夢想付諸實現，結果當然也不會令人滿意，於是你會回頭告訴自己說：「看吧！我早知道我做不成。」

無論如何，你的信念決定了你能激發出多少潛能。當你得以發揮潛能，便會產生行動；當你行動的時候，舉手投足間便會自然而然散發出自信的光采，不畏當前的挫折；如果你相信這個行動一定可以成功，便會竭盡所能達成目標；一旦你的努力獲致了良好的結果，就會加深「成功」的信念，你將因此更有自信，進而激發出更多潛能。這也就是為什麼成功的人總是充滿自信的原因，因為他非常清楚自己要的是什麼，他懂得運用成功的經驗來造就更多的成功。

有些人抱著姑且一試的心態，一窩蜂地跟隨著別人的腳步依樣畫葫蘆，希望能夠複製別人的成功經驗，卻毫無創見可言。譬如一個房屋銷售員，當他複製了別人的話術與交易模式，卻沒有真正的服務熱誠，或者舉手投足間散發著懶散、浮誇的氣息，即使說了相同的話，就是無法打動購屋者出手買屋。一個想要成功的人必須發自內心相信自己可以成功，激發出新的創意，才能獲致最終的成功。

●模擬成功經驗●

潛能人人都有，差別的是信念與行動力。如何改變那些沒用的信念？ＥＦＴ就是一個好方法。當你排除了負面情緒，你便會知道，一件事情還未發生時，根本沒必要預設立場。悲觀或樂觀的決定權都在自己手上，一旦事情發生後，勝負成敗已成定局，就算悲觀或樂觀都無法改變事實，因此，你需要的就只是把自己準備好，相信自己一定會成功，然後積極地動手做，將理想付諸實現，而且永不放棄。

如果你沒有足供參考的成功經驗，你也可以自己創造。譬如，你在情竇初開的時候，如果曾經幻想過和心儀的對象出遊或共進晚餐的情景，那麼你也可以如法炮製，觀想一幅未來成功的情景，並且完全相信你觀想中的事情將會發生，那麼它就必然會發生，這便是所謂的吸引力法則。而ＥＦＴ正好可以幫助你將這些成功的信念或情景注入潛意識當中，讓你產生肯定性與確定性的正面思想，使你一步步地趨向成功。

年紀越大的人，尤其越容易自我設限，因為隨著年紀的增長，潛意識裡累積更多失敗、受創等負面經驗，它們不僅深化人們的信念，更將成為下一次行動前的參考資料，讓人們在行動前心生恐懼。譬如：自告奮勇接下一個企劃案，結果將案子搞砸了，從此再也不敢「自找麻煩」；曾經與朋友合資創業，結果朋友捲款潛逃，嚇得你再也不敢創業；失戀了，便認為自己不適合談戀愛；離婚了，從此認為自己是個不適合婚姻的人，並對婚姻感到悲觀……。你可以運用EFT的方法，將這些潛伏在你成功路上的搗蛋鬼驅逐出境，深入挖掘你的潛能，盡情揮灑熱情與天賦，創造出令你意想不到的結果。

分享一個很有名的腦神經研究案例。有個籃球隊在訓練籃球選手時，將能力相當的球員分成三組：第一組，不斷練習投籃；第二組，完全不練習；第三組，不練習，但是每天觀想投籃命中時的感覺。一個月以後，這三組球員進行投籃競賽。第一組獲得非常高的分數；第二組因為完全不練習，所以分數非常低；第三組獲得的分數與第一組相差無幾，只落後不到百分之一。

為什麼？因為當你完完全全地相信並且在腦中模擬從各個角度投籃命中的動作時，你的腦子便會把這種感覺注入全身的肌肉和細胞中，讓它們都知道投籃的感覺與姿勢。由於腦部控制著全身內分泌、外分泌系統與動作、不動作時的所有情緒，所以當你完完全全相信，並知道應該怎麼做，或至少感覺到該怎麼做以後，潛意識便會將那些感覺從資料庫裡取出來，遍布全身。所以當你投籃時，身體就會「自動」將球投進去。這告訴我們，「相信」是非常重要的。當然，前提是你必須將實際的行動或感覺刻劃在腦海中。

以下的EFT練習可以幫助你將內心的自我設限觀念減少或釋放掉，並且灌輸一些能增加確定性的信念，讓你不只是知道，還可以真正感覺得到；讓你找回你的力量與信心。

希望你能好好練習，這會對你有幫助。請記住，光說不練是沒有用的，請務必跟隨著以下的引導練習。你可以天天練習，增加自己的信心，並且等著驗收成果！

●快樂四步曲●

步驟一：找一個安靜、隱密、不受打擾，使你可以盡情哭喊或發洩所有負面情緒的空間。

步驟二：想像一件你非常渴望達成的事或一個非常希望能夠實現的夢想。

步驟三：為這個渴望或夢想打一個從零到十分的「痛苦指數」；零分代表你完全沒有任何恐懼或怯步不前的感受，可以立即行動；十分代表你一想到要做這件事就感到非常恐懼，甚至恐懼到無法行動。

步驟四：配合下一段內容所提及的敲拍方法與敲拍位置，依據你所面臨的實際情境，說出內心想要說的話，無論你說什麼或做什麼，即使大叫、大哭、大罵、講髒話都無妨，總之，請你毫無保留地釋放自己，在不傷害自己的前提下，把那些負面情緒當成體內的宿便，將它們統統排乾淨。

如果你不知道該說什麼或怎麼說，請參考下節的引導詞，引導詞的內容未必完全符合你的實際需要，因此，請依據你最真實的情況去說出最適合自己的話。最重要的是，不論你所說的話有多麼負面或多麼不堪入耳，請注意，在那些話的結尾必須是「但是我還是深深地愛我自己，百分之百地接受我自己」的肯定句。如果你沒有辦法接受以上那麼露骨的肯定句，你可以將它修改成「我願意百分之百地接受我自己」、「我願意選擇百分之百地接受我自己」或「我想我可以選擇百分之百地接受我自己」等較為含蓄的用語。總之，這些肯定句必須是你能完全認同並且完全接受的。

準備好了嗎？讓我們開始吧！

EFT深層情緒排毒示範

兩掌刀面相敲：請以每秒二至三次的速度敲擊，在敲擊的過程中，參考以下的引導詞，說出最適合你情境的話語，說話內容不限長短，同時，在說話的過程中請持續敲擊，直到說完你想說的話為止。

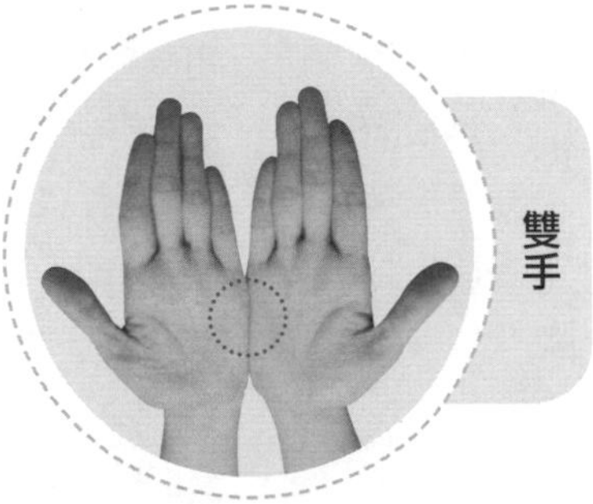

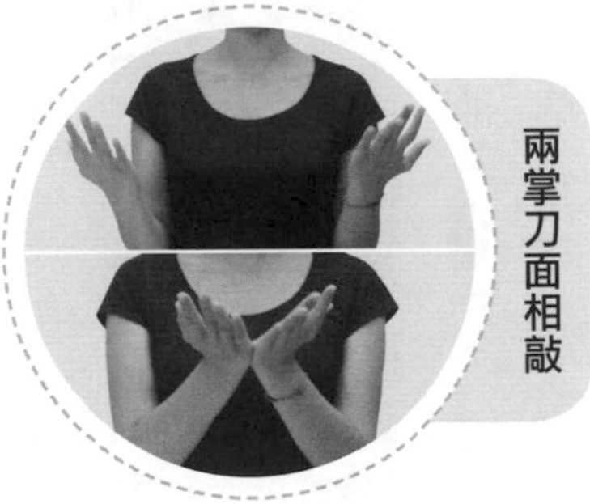

引導詞

1. 雖然我非常非常地害怕，害怕到什麼都不敢嘗試，但我還是深深地愛我自己，百分之百地接受我自己。

2. 雖然我有夢想，我就是非常非常害怕去實現它，但我還是深深地愛我自己，百分之百地接受我自己。

3. 雖然我對自己非常非常沒有信心，我覺得這件事情實在沒有成功的機會，但我還是深深地愛我自己，百分之百地接受我自己，無條件地愛我自己。

身體穴位敲擊點

完成了上一步驟之後，請依照以下順序敲拍身上的不同穴位，同樣的，以每秒二至三次的速度進行敲拍，每個穴位的敲拍時間約五至十秒，你不必精準地計算時間，也不必在意每個穴位敲拍的時間長度是否分秒不差，只要在大致的時間範圍內即可。如果將這些穴位都敲過一輪之後，你還沒說完該說或想說的話，那就從第一個穴位開始再敲一輪，如此往復循環，直到說完你想說的話為止。

在你敲擊眉心（單手）、眼尾（雙手或單手敲一邊亦可）、雙眼下眼瞼中央下方骨頭處（雙手或單手敲一邊亦可）、人中（單手）、下嘴唇下方凹陷處（單手）、鎖骨下方（雙手或單手敲一邊亦可）時，請將食指與中指併攏，以這兩個指頭的指尖輕輕敲擊；敲拍兩側肋骨時，請將兩隻手臂彎曲，利用兩手指尖或虎口敲拍腋下約三至五公分處（類似雙手叉腰的動作）；敲拍頭頂時，請以單手手掌輕輕敲拍即可。

如果你不知道該說什麼或怎麼說，請參考下節的引導詞，修改成適合你自己的話語即可。須特別注意的是，在這個釋放情緒的步驟中，請你想到什麼就講什麼，完全不要經過理智的修飾或過濾，讓你的潛意識盡情地釋放它真實的情緒與想法。如果你所說的話語是經過意識的修飾、抗拒或考慮的話，便無法達到真正的釋放效果，反而形成了壓抑。即使剛開始時因為不熟悉這個方法而說得顛三倒四也無妨，重點是你的

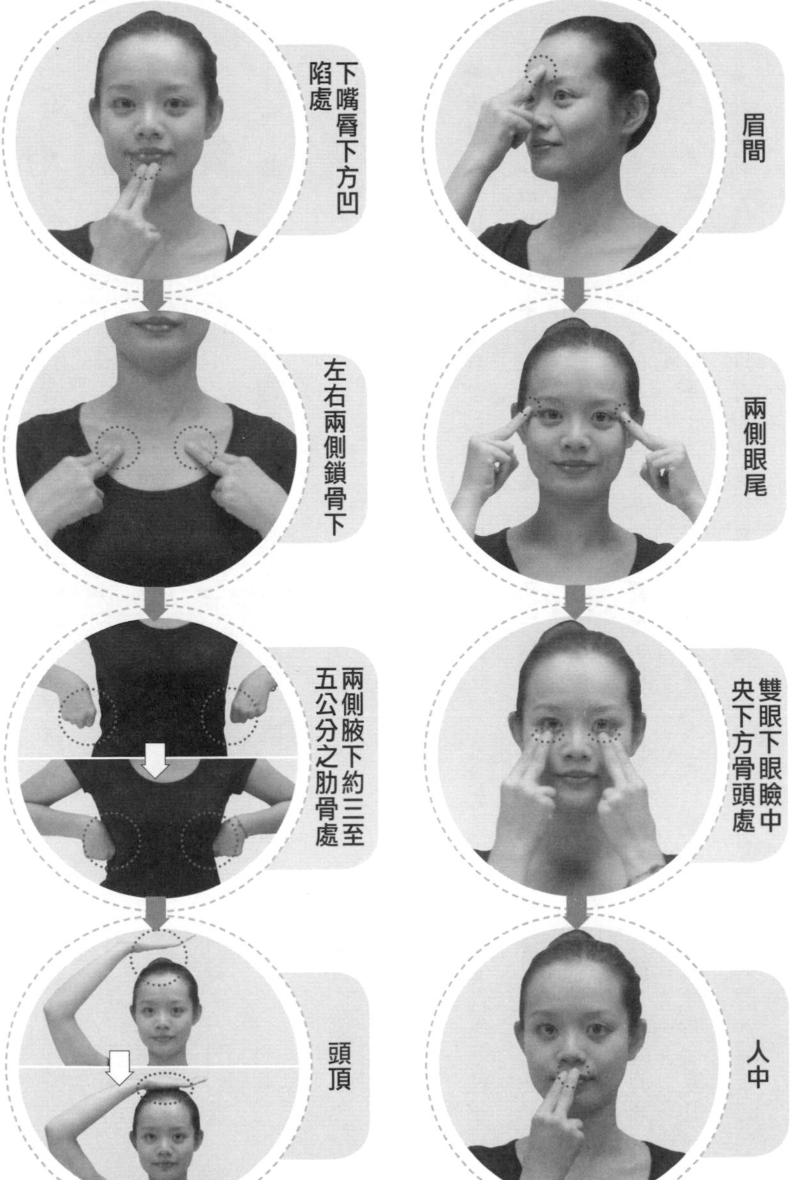
眉間
兩側眼尾
雙眼下眼瞼中央下方骨頭處
人中
下嘴唇下方凹陷處
左右兩側鎖骨下
兩側腋下約三至五公分之肋骨處
頭頂

情緒必須完全到位，換言之，你的身體、情緒、話語在這個步驟中必須是三位一體的，完全進入到你所要釋放的情緒當中，這個釋放步驟才會有效。

現在，請邊說你想說的話，並且依照以下的順序進行敲拍，請記住，不必精準計算時間，每個穴位敲拍時間約五至十秒即可，在說話過程中不要停止敲拍：

眉間→兩側眼尾→雙眼下眼瞼中央下方骨頭處→人中→下嘴唇下方凹陷處→左右兩側鎖骨下→兩側腋下約三至五公分之肋骨處→頭頂。

引導詞

我覺得自己真的非常無能、非常沒用，什麼都不敢嘗試，雖然我不知道自己為什麼會這樣，但這並不是我自己可以決定或選擇的，我從有記憶以來就一直是這個樣子的啊！江山易改，本性難移，我真的對自己的個性無能為力，雖然我曾經試著想要改掉它，但就是改變不了，再這樣下去，我想我的人生肯定毫無希望了。

從小到大，我做任何事情時總是畏首畏尾，所以從來沒有人期待我能有多大的成就，只希望我平平安安、平平淡淡就好。人們常說「平安就是福」，這個世界也有很多人像我一樣，一生都沒有辦法實現自己的夢想，但大家都還是活得好好的，看來這種個性也沒有什麼大不了的，但是，他們也會像我一樣，每當夜深人靜時就會感到遺憾嗎？

有時候我也不免會想，說不定我一直沒能成功，是因為我始終不敢放手去做，會不會成功就在前方等著我呢？萬一我就是上天眷顧的那個人，說不定就可以獲得恩典，轟轟烈烈地實現了我的夢想。天啊！有沒有人能告訴我，等在我前方的究竟是成功還是失敗呢？如果有人能向我保證，成功確實在前面等著我，我發誓我會馬上放膽去做。可是，誰能夠告訴我呢？夢想真的那麼容易就能實現嗎？如果我試著做做看呢？那會使我遭受損失嗎？從小到大，我好像從來沒有做過會讓我遭受重大損失的事情，說不定我可以試著放膽做做看。

在你發洩完所有的負面感受之後，請暫停敲拍，做三個深且長的呼吸，想像這些因為「自我設限」所衍生的壓力和恐懼都隨著你的呼吸排放出來。如果你發現你原先打算處理的情緒已釋放得差不多時，卻有新的情緒浮現出來，這時，你可重複剛才所做過的步驟，開始釋放掉這個新出現的情緒。如果新的情緒層出不窮地冒出來時，那就請你一再重複這個步驟，一層一層地將它們釋放出來，直到它們完全釋放為止。

當你在釋放的過程中感覺越來越輕鬆時，就表示你的腦神經細胞越來越自由，越來越放鬆了。這時候你可以問自己一些問題，讓自己轉念。譬如：「我可以在這個事件與情緒中學習到什麼？」「除了以舊有的觀點來看這件事之外，這件事還有什麼其他的可能性是我所沒有想過的？」「如果所有曾經發生過的事情都是冥冥中最好的安排，那麼在這個事件中究竟隱含著什麼樣的禮物？」你會發現，當你排除了情緒之後，你不僅變得越來越客觀，並會試著從各種不同的角度來看待同一件事，而不再固執於單一的觀點與想法。這就表示你越來越豁達，越來越有智慧了。

然後，你可以進入下一個步驟——將肯定句輸入潛意識，增強你的能量。肯定句的作用在於為腦神經建構一個新路徑，讓它與正面的情緒搭上線。過程中，你可以隨時停下來感覺一下，看看有沒有殘留的情緒潛藏在身體的某個部位；若有，你可以刻意關愛那個部分，釋放那個部分。之後，重新開始敲拍動作，並且參考以下的引導詞，繼續說出你想說的話，在說話的過程中不要停止敲拍，直到說完你想說的話為止。

同樣的，在敲拍過程中不論出現任何想法與靈感，請你任它自由發揮，讓潛意識說出它自己想說的話，完全不要加以修飾或壓抑，你可能會有驚喜的收穫，譬如獲得一些非常棒的靈感或智慧等等。

也許我並不如自己所想像的那麼糟糕，也許我比自己所想像的要好得多，或許我可以先從比較小的事情開始小試身手，說不定會獲得意外的成功。我一直都把未來想像得太困難也太可怕了，萬一在我嘗試的過程中，那種害怕的感覺又出現了，讓我半途而廢該怎麼辦呢？沒關係，我要大聲地對我自己說：沒關係，那只是住在我心中的貼心小天使在提醒我，他總是提醒我要小心、注意安全，他總是幫助我避開前方的困難與障礙，保護我，使我不受挫折。謝謝你！我的小天使，謝謝你長久以來的陪伴與保護！謝謝你的提醒！我愛你，我好愛好愛你！

除了提醒與保護之外，小天使，你知道我長大了，再也不是過去那個怯懦的孩子，我想你也會祝福我，希望我獲得生命中最大的喜悅吧。從今以後，你的提醒將使我更加成功，你的保護會讓我平安地邁向成功，我愛你，我的小天使，我覺得自己現在什麼都不害怕了，我充滿著活力，有一種迫不及待想要勇闖未來的熱情。我要為我的夢想做一個漂亮的計畫，我等不及內心那個巨人的呼喚，我等不及要去實現我所有的理想。

世界上有許多成功、快樂的人，也有許多不成功、不快樂的人，我選擇做哪種人呢？我選擇做一個成功、快樂的人。我相信我可以快樂，我相信我可以成功。不管悲觀或樂觀都是自己想出來的，只要樂觀並且相信自己會成功，未來就能成功。我願意選擇相信成功，我選擇相信我的潛能，只要我願意，我可以成就任何事情。我願意相信我是自己心態和行動的主宰，因為我主宰了我的心態和行動，我也就主宰了我的命運。

我知道我是有力量的，我確實感覺到自己的巨大能量，我願意嘗試改變，也相信自己是能夠改變的。我相信改變只會使我得到正面的成長，而不會使我受到任何損失。我百分之百的相信，這些改變是安全並且可信任的，我將因此獲得意想不到的收穫！我將因此吸引所有我所想要或需要的資源，我將吸引正向、成功的能量。從此時此刻開始，我將破除過去舊有的信念，我的大腦會刪除掉那些負面的檔案，重新擷取我所有的成功經驗，哪怕只是一點點小小的成功經驗，我的大腦也會將它們全部集中起來，使它們成為我信心的來源。

是的，我就是這麼棒！事實上我比棒還要更棒！我擁有積極尋求成長的正面態度，此時此刻開始，我將成為一個充滿創造力、可塑性並且勇於改變的人。我的生命將更有彈性，遇到事情時也將不再固執，我將戰勝每個挑戰，迎向成功，成功從來都不遠，它就近在眼前，謝謝我心中的愛，我知道我是最棒的！我真的是最棒的！

現在，停止敲拍並做一個深且長的呼吸，感覺一下你現在「自我設限」的痛苦指數是多少？並為自己的痛苦指數評分，評分的方式與進行敲拍前完全相同。零分代表你對未來完全不害怕了，代表你蓄勢待發，可以立即行動；十分代表你仍然感到害怕，仍然畏首畏尾、裹足不前。

請感覺一下與敲拍前的指數有沒有不同，如果你現在的指數低於三分，或者從原本的十分降為五分，這表示你已清除了一大半的負面能量。恭喜你！你只要持續不斷地做這樣的練習，你將會發現，你比你想像中的還要更有力量。你可以繼續挖掘那些自我設限，將它們完全清除掉，你將會超越自己，開創新局。

經重複操作後，假如你「自我設限」的痛苦指數仍未降到零分，這時候，請你感覺這個情緒在你身體的哪裡？它讓你感到胃痛、頭痛、胸悶或疲倦嗎？它長成什麼樣子？請你感覺它的形狀、顏色，以及它在你的生活中所造成的影響，然後觀照它並接受它。你要允許它發生、讓它發生，寬容它、愛它，無條件地接受它並愛它。然後，你可以（於現在或下一次有空時）重複做 EFT 的敲打操，直到痛苦指數歸零。

第10章 十大情緒之七：對某些事成癮

所謂的上癮或依賴，通常分為生理和心理兩種層面，二者互相影響並且互為因果。目前社會上常見的上癮現象有：菸、酒、毒品、賭博、電玩、電視、網路、性、暴飲暴食……等。人們之所以會對某些事情或物質上癮，通常是為了轉移潛意識裡的某種焦慮、悲傷、不安、憂鬱、憤怒等情緒；或者是為了填補某種匱乏或空虛的感覺。

生理之所以會對某些物質，例如：食物或菸、酒、毒品等產生依賴或上癮的現象，是因為它們能夠提供身體上的某種滿足或快樂；至於心理上的依賴，則通常源自於「逃離痛苦」或「追求快樂」兩種驅動力。譬如：當心理上產生某種痛苦時，為了逃避痛苦，人們可能會以某種物質（如：食物）作為慰藉，以轉移自己對於痛苦的注意力。如果這種物質能夠帶來某種快樂或滿足感，二者便產生加乘的作用，固化上癮的情況，使得人們對它的依賴日趨嚴重。因此，若要解除任何上癮的問題，必須從生理與心理雙管齊下，才能徹底拔除人們對於這些物質的依賴。

如果人們只戒除生理上的依賴，卻並未解決心理層面的問題，它將會被另一種方式所取代。例如：菸戒了，代之以酗酒；酒戒了，代之以賭博；賭戒了，卻沉迷於網咖……。如果人們的上癮情況已經嚴重到傷害健康，甚至須仰賴藥物加以治療，那就必須長時間同時關照身體和情緒，讓大腦和身體回歸正常並且建立新的健康習慣，生活才能回歸常軌。

●咖啡成癮的源頭●

上癮的第一層心理因素通常是焦慮和不安，第二層是悲傷，第三層則是憤怒。這些情緒通常與孩童時期的成長經驗息息相關。我們可以利用ＥＦＴ深層情緒排毒法，幫助自己找出隱忍不發的心理沉痾、釋放過去的傷痛，進而將自己從各種上癮的情況中解脫出來。

以我個人為例：過去，我習慣每天喝一杯拿鐵或卡布奇諾。其實，我並不希望自己每天喝咖啡，而是希望可以有選擇的自由，想喝就喝，想不喝就不喝，但因為改變的動力不足，我總是做不到。有一次，我做了五天的身體排毒能量治療，做完之後覺得身心舒適，感覺自己的身體其實並不喜歡咖啡。雖然如此，但不知基於什麼理由，我就是不由自主地想喝，一個星期至少還要喝個三、五杯，於是我做了EFT情緒排毒，希望找出問題所在。

在EFT的敲拍過程中，我回想起在美國奧克拉荷馬州念大學一年級時的一件往事。那一年冬天，我到加州柏克萊去看一位朋友，並且和他及他的朋友們一起旅遊。那天，天空起了大霧，天氣濕濕冷冷的，我們在路上走著，看見路邊有個賣卡布奇諾的攤子，有些人於是停下腳步買咖啡。那群朋友當中有一個我不認識的男生買了一杯卡布奇諾遞給我，我們在冷冷的天氣裡喝著熱呼呼的卡布奇諾，讓我感覺既溫暖又羅曼蒂克——就是那個感覺，它在我心裡植入了一個心錨。從那之後，卡布奇諾總是與羅曼蒂克、溫暖、舒服的感覺產生連結，每當我手捧著一杯咖啡時，便一再重溫這些感覺，這便是我無法抗拒咖啡的原因。

事實上，這就是人類大腦的運作模式——將某一件事和某一個感覺互相連結，一旦連結產生之後，腦子便經常會亂點鴛鴦譜，做出一些錯誤的連結或誤導。譬如：我明明已離開了當年在柏克萊的情境，而它也無法重現，但因為大腦將咖啡與那個情境相連結，因此，區區一杯咖啡便可以將我的感覺帶回當年。

當我了解自己之所以喜歡喝咖啡，要的是記憶中咖啡帶給我的那種感覺，而不是咖啡本身的時候，我便知道該如何管理這種需求。我理解到，如果我想要那種感覺，應該直接去尋找真正的溫暖，不需要藉助咖啡。這讓我的心有了選擇的自由，並且從咖啡情結當中釋放了出來。由此可知，若想克服任何上癮的問題，一定要追溯成癮的源頭，才能有效地處理它。

●隱藏在暴飲暴食下的情緒●

另一種很常見的上癮問題是「嗜吃」。在緊張的工商業社會裡，暴飲暴食是很常見的現象，有時候人們因為面對巨大的生活壓力或情緒，不自覺透過大吃大喝的方式來轉移心理的注意力。在健康資訊發達的今日，人們明知這種行為既花錢又傷身，卻依舊克制不了吃的欲望，大啖美食甚至垃圾食物，並於事後產生後悔、自責、煩躁、生氣或挫敗的感覺，最後，這些負面情緒又回頭反噬了人們的能量，使能量降低。

能量既已降低，即使人們並不想暴飲暴食，也希望擁有健康的飲食與生活方式，卻無力改變這些對健康無益的行為，再加上原先並未釋放掉的情緒或壓力，使情形雪上加霜。每當情緒或壓力一來，便克制不了衝動，身不由己地大吃大喝，形成了一種惡性循環。這便是心理依賴最大的威力所在。菸、酒、賭或毒品上癮的道理也與嗜吃大同小異。

很多上癮症狀來自於未妥善處理的情緒，強生便是一例。強生以前是個癮君子，也曾經成功戒菸，但現在一天要抽掉兩、三包菸。他之所以再度掉入菸癮的羅網，導因於他兒子在一次意外中身亡，他無法走出喪子的傷痛與對兒子的內疚感，於是又抽起菸來，而且越抽越多。強生透過抽菸的方式刺激腦部多巴胺的分泌，使情緒獲得暫時的舒緩，這便是他再度上癮的原因。

回到嗜吃的問題。如果你有嗜吃的困擾，並且嘗試過各種各樣的減肥方法，卻總是徒勞無功，陷入既氣餒又自責的情緒中，請你先停止自責。因為，自責也是一種負面情緒，它會消耗掉你的正面能量，使你無法正視真正的問題。既然你的當務之急是建立健康的生活或飲食習慣，便需要足夠的正面能量支撐，所以你必須先停止自責，將能量從「自責」的手中奪回，轉而去做你該做的事情。其次，請你試著使用EFT的情緒排毒法，找出「嗜吃」的深層心理因素，將它排除。以下，讓我們先來看看琪琪的例子。

琪琪是一位身材肥胖的少女，不僅體態欠佳，健康也因而亮起了紅燈。有一天，她突然氣喘發作，在就醫並服用了大量的類固醇藥劑之後，氣喘雖獲得控制，但藥物的副作用使她更顯臃腫，還經常遭到同學們的訕笑，令她更缺乏自信。

許多能量醫學相關書籍都曾提到，氣喘病經常肇因於無法宣說的委屈。由於患者長期壓抑內心的情緒，使得那些委屈轉而以「氣喘」或「換氣過度」等症狀呈現，以宣洩內在的不滿。

在運用 EFT 進行情緒排毒的過程中，琪琪說，她最無法克制的食物是巧克力，雖然她明知巧克力會使她發胖，但就是拒絕不了它的誘惑。此外，她還發現自己內在有很多隱憂。譬如：擔心畢業後無法考上理想的學校；擔心自己太胖找不到工作；擔心別人因為她胖而認為她喜歡偷懶；擔心別人說她笨手笨腳、體味重、呆頭呆腦……，總之，因為胖，使她顯得一無是處。看得出她的自我形象非常低，並且對未來充滿憂慮。

在接下來的敲拍過程中，她開始釋放內心的悲傷，並流淚不止。她說，在學校時她受到同學的排擠，每當分組做報告的時候，總是沒有人想和她同組，男同學也取笑她。為了保護自己，她故意偽裝成一副兇悍的樣子，好讓別人離她遠些，因此，她的朋友很少，在校園裡經常形單影隻。這些情況讓她感到十分痛苦，一度想要轉學，但因為不想增加父母的煩惱及麻煩，她始終沒有開口，因此家人並不知道她在學校的處境。

接下來，她越敲拍越憤怒，邊哭邊罵：「為什麼你們要欺負我？難道胖子就該被欺負嗎？欺負我這件事簡直成了你們在學校的課後娛樂，你們認為這樣很好玩嗎？我詛咒你們以後也嘗嘗被別人欺負、排擠的滋味。你們這樣對我，以後一定會有報應的！你們真是一群該死的、沒家教的小孩，我希望你們……。」

在釋放完負面情緒後，琪琪開始接受自己現在的樣貌，她知道在無助、悲傷、憤怒的情緒底下，其實隱藏著一個善良、友善、體貼的靈魂。她知道自己不斷吃巧克力，只是為了舒緩心中的壓力、焦慮和緊張情緒，她也知道巧克力只是暫時的安慰劑。她不想再依賴巧克力或任何食物來轉移注意力，她開始正視問題，並且下定決心減重。

在EFT排除了琪琪的負面情緒之後，她以清明的思緒尋找減重的方法。首先，她向家人宣布減重的決心，經過一番商量，全家人決定一起幫助她減肥。從此之後，她家除了不再烹煮油炸類的食物，也不購買零食，並改吃糙米飯、新鮮蔬果等天然食物。此外，她還找了有意減重的人和她一起努力，藉助團體的力量，彼此支持、打氣，以免有人半途而廢。她甚至找到一位減重教練為她設計運動課程……。

從琪琪的例子，我們可以看出EFT如何幫助她走出低谷並逐步朝向目標邁進。但是，這些努力還不夠。事實上，任何一種良好的習慣至少要經過三十天的建立期，因此，有意戒掉嗜吃習慣或者有意減肥者，至少需持續三十天採行健康的生活模式，如：低油、低熱量、高纖飲食及固定運動等，才能改掉舊習慣，代之以新習慣。如果在施行過程中因故中斷，必須重新開始計算三十天，唯有如此才能達到良好的效果。

以下，讓我們一起釋放「依賴成癮」的習慣吧！

●快樂四步曲●

步驟一：找一個安靜、隱密、不受打擾，使你可以盡情哭喊或發洩所有負面情緒的空間。

步驟二：想像一件你長久以來的不良習慣，如暴飲暴食、抽菸或喝酒……等。

步驟三：為這個不良習慣打一個從零到十分的「痛苦指數」；零分是完全不需要依賴，你可以隨時主控自己的身體而不受制於任何一種上癮現象，十分是你完全無法擺脫這些令你上癮的習慣，也沒有信心可以改掉它。

步驟四：配合下一段內容所提及的敲拍方法與敲拍位置，依據你所面臨的實際情境，說出內心想要說的話，無論你說什麼或做什麼，即使大叫、大哭、大罵、講髒話都無妨，總之，請你毫無保留地釋放自己，在不傷害自己的前提下，把那些負面情緒當成體內的宿便，將它們統統排乾淨。

如果你不知道該說什麼或怎麼說，請參考下節的引導詞，引導詞的內容未必完全符合你的實際需要，因此，請依據你最真實的情況去說出最適合自己的話。最重要的是，不論你所說的話有多麼負面或多麼不堪入耳，請注意，在那些話的結尾必須是「但是我還是深深地愛我自己，百分之百地接受我自己」的肯定句。如果你沒有辦法接受以上那麼露骨的肯定句，你可以將它修改成「我願意百分之百地接受我自己」、「我願意選擇百分之百地接受我自己」或「我想我可以選擇百分之百地接受我自己」等較為含蓄的用語。總之，這些肯定句必須是你能完全認同並且完全接受的。

準備好了嗎？以下讓我們以嗜吃作為範例，開始吧！

EFT深層情緒排毒示範

兩掌刀面相敲：請以每秒二至三次的速度敲擊，在敲擊的過程中，參考以下的引導詞，說出最適合你情境的話語，說話內容不限長短，同時，在說話的過程中請持續敲擊，直到說完你想說的話為止。

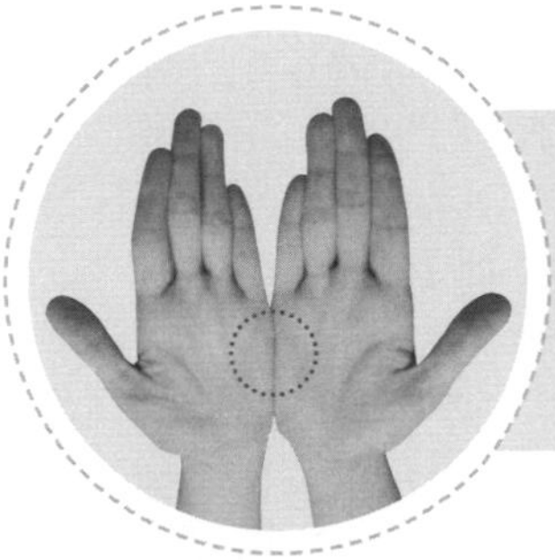
雙手

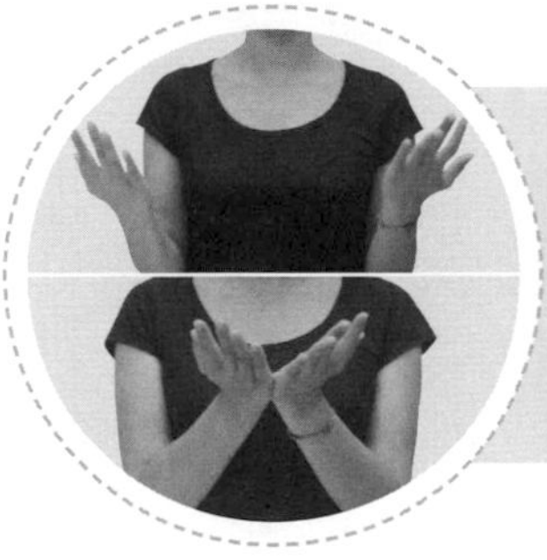
兩掌刀面相敲

引導詞

1.雖然我時常不由自主地大吃大喝，雖然我無法控制自己想要吃的慾望，但我還是深深地愛我自己，百分之百地接受我自己。

2.雖然我不知道為什麼戒不掉這些垃圾食物，我真的不知道自己到底在焦慮什麼，但是我還是深深地愛我自己，百分之百地接受我自己。

3.雖然我曾經嘗試過很多減肥方法，雖然我也試著想吃一些健康的食物，雖然每次都失敗，但我還是要好好地愛我自己，百分之百地接受我自己，無條件地愛我自己。

身體穴位敲擊點

完成了上一步驟之後，請依照以下順序敲拍身上的不同穴位，同樣的，以每秒二至三次的速度進行敲拍，每個穴位的敲拍時間約五至十秒，你不必精準地計算時間，也不必在意每個穴位敲拍的時間長度是否分秒不差，只要在大致的時間範圍內即可。如果將這些穴位都敲過一輪之後，你還沒說完該說或想說的話，那就從第一個穴位開始再敲一輪，如此往復循環，直到說完你想說的話為止。

在你敲擊眉心（單手）、眼尾（雙手或單手敲一邊亦可）、雙眼下眼瞼中央下方骨頭處（雙手或單手敲一邊亦可）、人中（單手）、下嘴脣下方凹陷處（單手）、鎖骨下方（雙手或單手敲一邊亦可）時，請將食指與中指併攏，以這兩個指頭的指尖輕輕敲擊；敲拍兩側肋骨時，請將兩隻手臂彎曲，利用兩手指尖或虎口敲拍腋下約三至五公分處（類似雙手叉腰的動作）；敲拍頭頂時，請以單手手掌輕輕敲拍即可。

如果你不知道該說什麼或怎麼說，請參考以下的引導詞，修改成適合你自己的話語即可。須特別注意的是，在這個釋放情緒的步驟中，請你想到什麼就講什麼，完全不要經過理智的修飾或過濾，讓你的潛意識盡情地釋放它真實的情緒與想法。如果你所說的話語是經過意識的修飾、抗拒或考慮的話，便無法達到真正的釋放效果，反而形成了壓抑。即使剛開始時因為不熟悉這個方法而說得顛三倒四也無妨，重點是你的

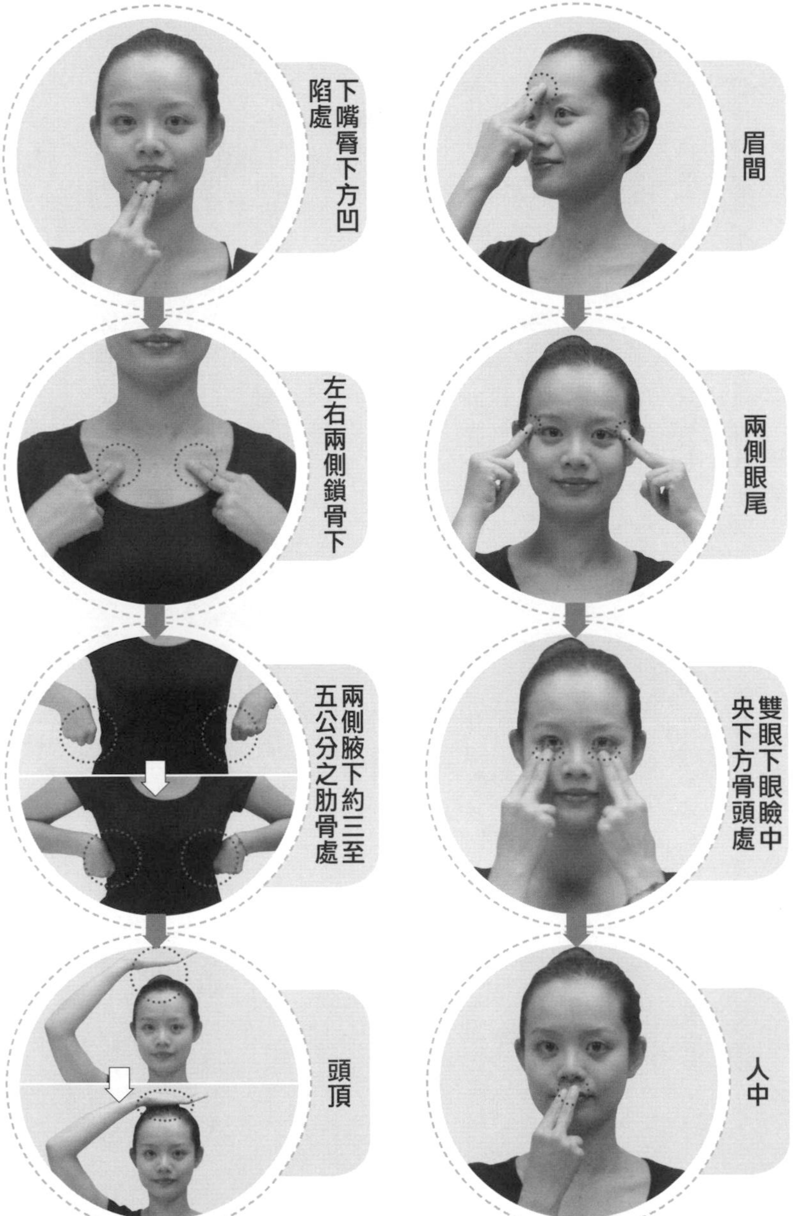
眉間
兩側眼尾
雙眼下眼瞼中央下方骨頭處
人中
下嘴脣下方凹陷處
左右兩側鎖骨下
兩側腋下約三至五公分之肋骨處
頭頂

情緒必須完全到位，換言之，你的身體、情緒、話語在這個步驟中必須是三位一體的，完全進入到你所要釋放的情緒當中，這個釋放步驟才會是有效的。

現在，請邊說你想說的話，並且依照以下的順序進行敲拍，請記住，不必精準計算時間，每個穴位敲拍時間約五至十秒即可，在說話過程中不要停止敲拍：

眉間↓兩側眼尾↓雙眼下眼瞼中央下方骨頭處↓人中↓下嘴脣下方凹陷處↓左右兩側鎖骨下↓兩側腋下約三至五公分之肋骨處↓頭頂。

引導詞

我對自己好生氣，真的好生氣，我是豬嗎？我瘋了嗎？為什麼要吃掉這麼多垃圾食物？這得爬幾趟一〇一大樓才能把多餘的熱量消耗掉！我恨死自己了，為什麼我把自己吃成了一頭豬卻完全停不下來？只有神經病才會把自己吃成這個樣子。為什麼我要吃這麼多？為什麼我停不下來？為什麼我的理智贏不過我的口腹之慾？為什麼我那麼沒用，連一點點自制力都沒有？

我無可救藥了，我想要放棄自己了，我不喜歡自己，甚至討厭自己。看看我，胖得連鏡子都不敢照，每當照著鏡子時，看著鏡子裡那個臃腫的人，就讓我覺得想吐，如果連我都這麼討厭自己，更何況是別人。大家都那麼討厭我，認為我既笨又呆。我覺得自己真的很悲哀。算了吧！既然事情都已經這樣了，既然我這輩子都不可能變成林志玲，那就繼續吃吧！反正現在已經糟到極點，未來再糟也不過就這樣罷了。反正我沒救了，無可救藥了，就繼續吃吧！「吃」至少可以讓我感到快樂與滿足……。

在你發洩完所有負面感受之後，請暫停敲拍，做三個深且長的呼吸，想像這些隨著「嗜吃」而來的壓力和情緒都隨著你的呼吸排放出來。如果你發現你原先打算處理的情緒已釋放得差不多時，卻有新的情緒浮現出來，這時，你可重複剛才所做過的步驟，開始釋放掉這個新出現的情緒。如果新的情緒層出不窮地冒出來時，那就請你一再重複這個步驟，一層一層地將它們釋放出來，直到它們完全釋放為止。

當你在釋放的過程中感覺越來越輕鬆時，就表示你的腦神經細胞越來越自由，越來越放鬆了。這時候你可以問自己一些問題，讓自己轉念。譬如：「我可以在這個事件與情緒中學習到什麼？」「除了以舊有的觀點來看這件事之外，這件事還有什麼其他的可能性是我所沒有想過的？」「如果所有曾經發生過的事情都是冥冥中最好的安排，那麼在這個事件中究竟隱含著什麼樣的禮物？」你會發現，當你排除了情緒之後，你不僅變得越來越客觀，並會試著從各種不同的角度來看待同一件事，而不再固執於單一的觀點與想法。這就表示你越來越豁達，越來越有智慧了。

接下來，你可以進入下一個步驟——將肯定句輸入潛意識，增強你的能量。肯定句的作用在於為腦神經建構一個新路徑，讓它與正面的情緒搭上線。過程中，你可以隨時停下來感覺一下，看看有沒有殘留的情緒潛藏在身體的某個部位，請感覺一下身體是否有哪個部位感覺到壓力？那個壓力帶給你什麼感受？痛？熱？冷？或其他的感受？你感覺那個壓力長得什麼樣子？是否有顏色？是否有形狀？是否帶刺？如果它有重量的話，這個重量有多沉重？之後，重新開始敲拍動作，並且參考以下的引導詞，繼續說出你想說的話，在說話的過程中不要停止敲拍，直到說完你想說的話為止。

同樣的，在敲拍過程中不論出現任何想法與靈感，請你任它自由發揮，讓潛意識說出它自己想說的話，完全不要加以修飾或壓抑，你可能會有驚喜的收穫，譬如獲得一些非常棒的靈感或智慧等等。

引導詞

雖然我很胖，但我願意接受自己現在的樣子；雖然我有壓力，我也願意接受那些壓力。那就是我的現狀，我接受我自己，也接受所有的現狀。我知道我將會慢慢進步，因為我願意改變，真的願意。只要願意改變，我就可以真的改變。雖然垃圾食物通常都是美味可口的，但是它們對我的身體健康極為不利，除了使我體態臃腫之外，更會讓我罹患各種疾病。雖然健康天然的食物味道都單調而且清淡，但我相信，只要我願意嘗試並習慣它們，我便可以品嘗出美好的滋味。

我不再無可救藥，因為天然健康的食物將會幫助我，它們不僅可以讓我的體脂肪、血脂肪降低，還可以讓我的身體恢復健康。從此之後，我會開始喜歡品嘗健康的食物，也會和追求健康的人交朋友，我會和他們一起吃健康的食物、規律地做運動，並且隨時注意自己所吃下的每一種食物、每一種飲料，以及吃下的分量，仔細計算卡路里，將一切控制在身體所需的範圍之內。

從今以後，我將開始細嚼慢嚥，將每一口食物嚼碎後再吞下肚；從今以後，我會以品嘗的心情吃下每一口食物，我會慢慢地品嘗每一種食物的獨特美味，而不再狼吞虎嚥地急著將它們吞下。我知道，當我這麼做時，我便會減少食量，只攝取身體所需的營養素和熱量。

我願意改變過去的習慣，也願意學著接受新的習慣，我願意努力，即使偶爾因為意志力薄弱而失敗，我也不會放棄努力。我相信我會一次做得比一次更好，我會聆聽身體的需要，只吃身體所需要的食物，我知道我需要天然的植物纖維、各種維他命、鐵質與礦物質，從此以後，我將會依據身體的實際需要去選擇對我有益的食物。我知道，我可以有足夠的意志力堅持下去，我知道，未來我將恢復窈窕的體態與紅潤的氣色，我將成為一個受歡迎的人！

現在，請你做三個深且長的呼吸，將這些肯定句中所蘊含的正面、光明的能量隨著呼吸吸進身體裡。然後重複剛才的敲拍動作，參考以下的引導詞，繼續說出你想說的肯定句，在說話的過程中不要停止敲拍，直到說完你想說的話為止。

引導詞

我知道當我吃下健康天然的食物時，我全身的細胞都會歡欣鼓舞，我知道我的身體將因此充滿了能量，同時，我的味覺將會漸漸習慣這些天然食物的氣味並進一步愛上它們。我的胃和肝都會有如釋重負的感覺，我幾乎可以感覺到肝臟中的脂肪在漸漸消蝕；我感覺我的腸子正開心地吸收身體所需的營養素，而不再愁眉苦臉地吸收過去那些毒素；此外，我的頭腦、眼睛、鼻子、手、腳、皮膚都很喜歡這些健康的食物。

我感覺自己的身體變輕盈了，走路時腳步不再沈重，並且充滿活力，做起任何事也充滿效率。此外，我的人緣也變好了，不只是變好，簡直是非常好，這使我充滿自信，我感覺自己即將擁有一段美好的兩性關係，我有能力達成任何一件我所想做的事，這就是全新的我，一個充滿能量、自信的我，沒有我做不到的事，我知道自己可以做得很好，這就是全新的我……。

現在，停止敲拍並做一個深且長的呼吸，感覺一下你現在「貪吃」的痛苦指數是多少？並為自己的痛苦指數評分，評分的方式與進行敲拍前完全相同。零分代表你可以隨時主控自己的身體而不受制於任何一種食物，十分是你完全無法擺脫這個令你吃個不停的習慣，也沒有信心可以改掉它。

請感覺一下現在的指數與敲拍前的指數有沒有不同？如果你現在的指數低於三分，或者從原本的十分降為五分，這表示你已清除了一大半的負面能量。恭喜你！你只要持續不斷地做這樣的練習，你將會發現，你比你想像中還更有力量，你將會超越自己，開創新局。

經重複操作後，假如你「貪吃」的痛苦指數仍未降到零分，這時候，請你感覺這個情緒在你身體的哪裡？它讓你感到胃痛、頭痛、胸悶或疲倦嗎？它長成什麼樣子？請你感覺它的形狀、顏色，以及它在你的生活中所造成的影響，然後觀照它並接受它。你要允許它發生、讓它發生，寬容它、愛它，無條件地接受它並愛它。然後，你可以（於現在或下一次有空時）重複做 EFT 的敲拍技巧，直到痛苦指數歸零。

你也可以把自己之所以吃個不停的原因或感覺寫下來，不論是因為空虛、寂寞、恐懼、緊張、缺乏自信，或者因為忙碌、承受巨大壓力而不自覺地亂吃；或者因為覺得不被愛，藉由吃來填補匱乏感，都把它們寫下來，並且繼續用EFT的敲拍方式將它們釋放出來，一旦釋放了這些負面的感受，你對於食物的依賴性也將隨之降低。

第11章 十大情緒之八：對不可預知的改變感到恐懼

所有的改變都含有不可預知的成分，只是，有人會以樂觀的心情迎接改變，有人則否。例如：當我們找到一份新工作，即將前往新公司任職時，對於未來的職稱、待遇、上班地點與部門是清楚的，但對於新公司的企業文化、老闆的行事作風、新主管與新同事的為人處事風格等，則處於未知的狀態。許多人能夠接受這些未知並勇於嘗試，但也有不少人可能因為害怕面對改變，明明對原有的工作十分不滿，也寧可窩在老巢而不願另行擇木而棲。

害怕面對改變的人對於「規律」有超乎常人的固執，因為，規律的生活作息、固定的想法、一成不變的做法……，都是他們安全感的來源，讓他們感覺「一切都在掌握中」。即使面對一個極大的誘因，促使他們不得不考慮接受改變時，也經常會瞻前顧後，一再地評估和考量，始終無法決定。延續上述的例子：當新公司開出兩倍於舊公司的薪水時，即使一個害怕改變的人也不免心動，但在心動的同時，他可能會不斷思考著：這麼高薪的工作為什麼會找上我？是不是老闆或主管刻薄不好相處？是不是必須天天加班，使員工受不了而辭職？我會不會做不到兩個月就因不適任而被革職？這是不是一家掛羊頭賣狗肉的空殼公司？是不是這家公司快倒閉了……？

●看見內在那座恐懼的大山●

害怕改變的人內在通常隱藏著很深的恐懼，但自己未必能察覺到。因為恐懼經常偽裝成頭痛、拉肚子、不小心受傷等各種身體不適的症狀，或化裝成各式各樣的理由，讓他們找到逃避的合理藉口，事實上這可能都是潛意識為了抗拒所使用的伎倆。想要搬開這座老是阻礙著前路的山丘，必須有愚公移山的精神，但是在移山之前，必須先「看見」這座山，並且找出移山的方法。

讓我們先來看看這座「山」是如何形成的。一個人之所以害怕改變，主要是基於以下四種原因：

1. **失去原先的自我認知：**有些人內在擁有非常固執的自我形象，擔心一旦改變可能危及這個形象，因而失去自我。例如：有一位長髮披肩的男性藝術家，平日總是衣著邋遢，房間也亂七八糟，因為他認為這樣才符合他藝術家的形象，還能提供創作靈感，他認為一旦將房間收拾整齊，他將會失去創作的靈感。

小張長期健康狀態不佳，總是顯得病懨懨的，在團體中經常受到特別的關心與照顧，遇上粗重的工作時，也總是有人主動將他的工作承擔下來。這些隨著健康不佳而來的「附帶收穫」使他長期受惠，因此，雖然他自己未必察覺，但是在潛意識中他並不希望自己恢復健康，只因為害怕失去大家的關心與愛護。

或者，有些老公心裡明明很疼老婆，卻總是對老婆頤指氣使，為的是怕別人認為他是個怕老婆的人，失去男性的尊嚴與地位。

2. **失去安全感：**有些人害怕一旦接受改變，可能會發生一些無法掌控的事情，或失去既有的一切。例如：秀滿是個家庭主婦，長期受到家暴的威脅，先生一旦喝了酒，便會對她拳腳相向。有人勸她離婚，但她總是下不了決定，因為，她認為一旦離婚，將失去生活的依靠以及深愛的孩子，必須獨自面對吉凶未卜的未來。此外，她因為長期在家操持家務，沒有一技之長，擔心之後將無法獲得溫飽。與其面對不可測的挑戰，她寧可屈居現狀。

3. **自我設限：**有些人因為缺乏自信，認為自己的能力不足以應付生命中的改變，因而在面對改變的機會時，總是找一些藉口或理由來自我刁難或打擊。例如：莉莉從小就缺乏自信，認為自己不夠美也不夠討人喜歡，碰到一位心儀的男性對她釋出善意時，她卻因為害怕對方並非真心，也擔心未來陷入分手的風險，竟然不敢接受對方的追求，反而自我解嘲地說：「算了，我不值得被愛，不會有人愛我的，要找到一個真心愛我的人真的太難了！」

4. 知識不足：這類型的人明明對現狀不滿，很想改變，卻因為沒有足夠的資源、資訊或方法，而不知如何改變。譬如：志強是個私立科大的學生，從小成績總是在及格邊緣，對於自己所學的專業科目也興趣缺缺，他雖然一心想成為漫畫家，卻只停留在信手塗鴉的階段。媽媽鼓勵他去找老師學習，他卻連上網蒐尋資料這麼簡單的事情都不做，老是耽溺於現狀，自怨自艾，覺得有志難伸。

事實上，要找到一位適任的漫畫老師並不難，志強只是幻想要成為漫畫家，但並不具有成為漫畫家的強烈動機，那個「幻想」頂多是他安於現狀的藉口，好讓他逃避面對自己的怠惰與茫然。嚴格說來，那不是一個真實的願望，再加上他對於漫畫的相關知識不足，又未認真找老師學習，自然無從下手，當然也永遠無法「變成」一位漫畫家。

害怕改變通常源自於深不可測的潛意識，當事人或許不斷找藉口合理化自己固步自封的行為，卻不知這些行為正不斷地為自己「造山」而非「移山」。

●三種移山的工具●

害怕改變的人經常會自問：「如果我改變了，是不是將會失去……？」事實上，只要將問題改成：「如果我改變了，我將獲得什麼？」便有可能令思考轉向，以更正面積極的方式面對人生中的各種改變。以下列舉四種問句示範：

1. 負面、悲觀的問句：「如果接受這些改變，我是不是將會失去我現在所擁有的一切？」
正面、積極的問句：「如果接受這些改變，我將會從改變中得到什麼？」
2. 負面、悲觀的問句：「要接受這些改變，我將會面對許多不可預知的狀況與挑戰，這些我應付得來嗎？」
正面、積極的問句：「如果接受這些改變，並且面臨改變中的各種狀況與挑戰時，我如何讓過程變得既愉快又有趣？」
3. 負面、悲觀的問句：「如果接受了這個改變的結果是失敗、負面或比之前更糟的，我該怎麼辦？」
正面、積極的問句：「如果放棄了這個改變的機會，使我與成功失之交臂，那豈不是太可惜了嗎？」或者問問自己：「這個改變的成功對我有什麼意義？它的結果確實是我一直夢想要達到的嗎？如果我再不改變，五年後我的生活將變成什麼樣子？不改變的結果會使我過得更好嗎？」

4. 負面、悲觀的問句：「我想成為漫畫家，但我畫得那麼爛，人體的比例也不對，我是不是一輩子都無法成為漫畫家了？」

正面、積極的問句：「我要怎樣才能成為漫畫家？為了成為漫畫家，我該學習些什麼？需要什麼知識與技術？我應該向誰學？需要什麼資源？需要改掉什麼壞習慣或養成什麼好習慣？」

總之，問自己對的問題，是「移山」的第一個工具，不妨善加利用。至於「移山」的第二個工具，則是停止自我批判，停止自我批判的理由在這本書中已多次提及，此處不再贅述（參見第五章）。總之，別放大你心中的那些問題，那只會強化錯誤的觀念並製造情緒上的阻力，別再將時間與能量浪費在這些無意義的事情上了！

如果你看不清楚自己何以那麼害怕改變，沒關係，你可以使用「移山」的第三個工具——找一個知心朋友，以問答的方式幫助你釐清害怕改變的真正原因，或者自問自答也可以。例如：你一直想戒菸，但又總是做不到。你可以請朋友問你二十次：「你老說要戒菸，為什麼這麼久以來沒見你真正戒過？」過程中你可能會回答他：「因為戒菸會發胖，我怕自己變胖。」「因為有人說不可以突然戒菸，要循序漸進地慢慢減少吸菸的量，否則身體會受不了這突然的改變。」「因為最近心情不好，所以我忍不住多抽兩根。」「因為不抽菸會使我沒精神上班。」「因為戒菸時我不斷打哈欠，上班時眼淚鼻涕直流，根本沒辦法好好工作。」

然後，請你將想到的所有理由寫下來，好好看看你所回答的那些答案，你就會發現這些莫名其妙的理由是如何阻礙你，使你無法做出任何改變。這是一個可以讓你最快找到心理障礙的方法。同樣的，當你想要減肥、戒除嗜吃的習慣，又總是做不到；當你很想多讀些書、增長見識，卻從來沒有真正拿起書本來看……，都可以用這個方法來幫你找出自己的心理障礙。

●轉換想法，改變能量場●

我有一個朋友，常年都在感冒的狀態裡，任何類型的流行性感冒，他一次也沒錯過，每當別人問起時，他總是說：「喔！我被某某某傳染了。」碰到這樣的人，一般人可能會說：「你是不是抵抗力不好？要注意一下身體狀況，要增強免疫力！」是的，感冒當然是會傳染的，而別人患了感冒不是他所能控制的事，但是，他是不是也該對自己的健康負起責任，而非把每次的感冒都歸咎於「傳染」？

當然，他可以說自己天生體質不好，或者怪罪基因，推卸掉對健康應承擔的責任，但這樣對他完全沒有好處，相反的，他正不斷減低自己的能量。因為，一旦他把健康歸因於「天生」，便表示他的健康狀況是無從選擇也無從改變的，潛意識將因此完全放棄重獲健康的希望，而使他更虛弱、更容易生病，並印證潛意識的想法是「對的」。

我問他：「在醫院工作的醫護人員，每天要接觸那麼多患了各種疾病的病人，那麼他們豈不是也要跟著被『傳染』各種疾病呢？」很多時候，當我們以不同的面向來看待同一件事情時，能量場便會改變。當我們希望身體變得更強健時，就可以透過想法的轉換來改變能量場，能量場一改變，行為便會隨之改變。譬如，從一個放任自己不斷感冒而什麼都不做的人，變成一個遵從健康飲食原則、經常運動、注重衛生習慣的人，進而達到強健身體的目的。所以，想正面迎向人生中的各項挑戰與改變，便要提高自己的能量場，讓負面想法甚至疾病無法侵襲你、傷害你。

如果你能夠消除內在拒絕改變的恐懼，做人會更有彈性，看事情的角度將自由而寬廣，學習能力也會因而提升。你會樂於嘗試新鮮的事物、認識新的人、接受新觀念，變得隨和而好相處，懂得真正尊重和自己不同的人，加快自我成長的速度。

再強調一次，所有的事情都是自己想出來的，未來雖然無法預知，但你可以用積極樂觀的方式掌握它的走向，不需要為未來塗上一層恐懼的色彩。當心中沒有恐懼，你看待未來的方式便是條分縷析、有邏輯的，而不再是看似合理卻充滿謬誤的「假邏輯」。

●與內在小孩和解●

除了以上所介紹的各種不同「移山」的工具之外，你還有一項重型機具可以運用，那就是EFT。以下，讓我們看看一個透過EFT和自己內在小孩對話、和解的真實案例：

馬克斯多年來一直想減重，但每當他想到必須放棄自己愛吃的美食，便裹足不前，他認為生活的樂趣很大一部分是建立在那些美食上的，一旦失去美食，日子將很難捱。為了克服這些心理障礙，馬克斯嘗試了EFT深層情緒排毒，並在做了三次敲拍後「遇見」他的內在小孩。小男孩在他心裡很生氣地說：「這樣不好玩，如果你戒掉那些食物，以後我們就不能一起吃那些好吃的東西了，我不想改變！」

原來，馬克斯之所以無法戒除嗜吃的習慣，是因為他的內在小孩拒絕配合。馬克斯在和「他」做了一番良好的溝通之後，了解了「他」的心聲，「他」說：「每次都是這個樣子，什麼事情都要管著我。凡是我喜歡做的事，從來都不讓我做；玩得正開心時，就會被制止；吃著自己喜歡的東西時，就會被念：『吃太多了，不能再吃了』……。從來都沒有人聽我說話，從來沒有人在乎我要的是什麼，大家只會要求我聽話、遵從……。」

馬克斯邀請小男孩以遊戲的心情來面對減重這件事，以探險的心情來品嘗健康的食物，並且承諾未來會時常聆聽「他」的心聲。終於，小男孩同意了，願意面對改變，不再扯後腿，於是馬克斯成功地執行他的減重計畫。

這是一段遇上「內在小孩」的過程。其實，每個人心裡都有一個內在小孩，一旦內在小孩不開心時，就表示我們太少去傾聽自己內在的聲音，當我們能夠真正聆聽內在的聲音並了解它，「外在的我」和「內在的我」才能達成共識，並形成支持行動的最大助力。

在人生的歷程中，改變是必然的。任何一件成功的事情、良好的人際關係、健康的身體，都是經過有意識的改變達成的。我們應該要擁抱改變、喜歡改變，視改變為一種喜悅，對它表示感恩，並帶著正面的期待，改變必定也會如此回應我們。當然，改變的方向必須是良善的，是意識做出的理智決定，同時獲得潛意識的支持，如此我們才能夠在身心合一的狀態下順利完成改變。

以下，讓我們看看ＥＦＴ如何釋放人們對於「改變」的恐懼。

●快樂四步曲●

步驟一：找一個安靜、隱密、不受打擾，使你可以盡情哭喊或發洩所有負面情緒的空間。

步驟二：想像一件你一直害怕改變的事情，或一個害怕改變的習慣，並且完全進入到這個情緒裡。

步驟三：為這個事件打一個從零到十分的「痛苦指數」；零分是你完全不感到害怕，並且可以毫無困難地接受改變，十分是你完全無法接受任何改變，也沒有信心可以好好面對它。

步驟四：配合下一段內容所提及的敲拍方法與敲拍位置，依據你所面臨的實際情境，說出內心想要說的話，無論你說什麼或做什麼，即使大叫、大哭、大罵、講髒話都無妨，總之，請你毫無保留地釋放自己，在不傷害自己的前提下，把那些負面情緒當成體內的宿便，將它們統統排乾淨。

如果你不知道該說什麼或怎麼說，請參考下節的引導詞，引導詞的內容未必完全符合你的實際需要，因此，請依據你最真實的情況去說出最適合自己的話。最重要的是，不論你所說的話有多麼負面或多麼不堪入耳，請注意，在那些話的結尾必須是「但是我還是深深地愛我自己，百分之百地接受我自己」的肯定句。如果你沒有辦法接受以上那麼露骨的肯定句，你可以將它修改成「我願意百分之百地接受我自己」、「我願意選擇百分之百地接受我自己」或「我想我可以選擇百分之百地接受我自己」等較為含蓄的用語。總之，這些肯定句必須是你能完全認同並且完全接受的。

準備好了嗎？讓我們開始吧！

EFT深層情緒排毒示範

兩掌刀面相敲：請以每秒二至三次的速度敲擊，在敲擊的過程中，參考以下的引導詞，說出最適合你情境的話語，說話內容不限長短，同時，在說話的過程中請持續敲擊，直到說完你想說的話為止。

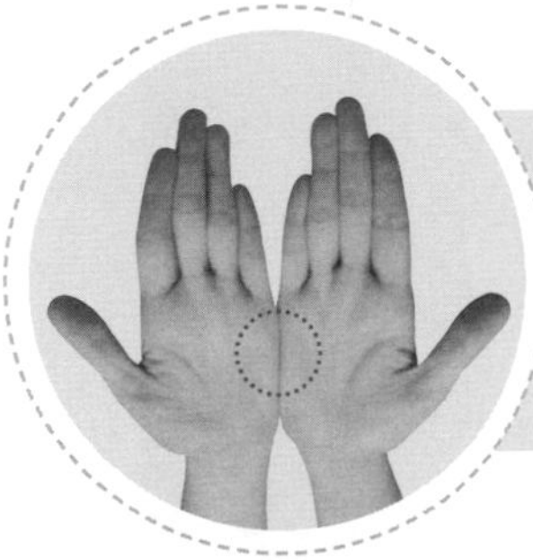

雙手

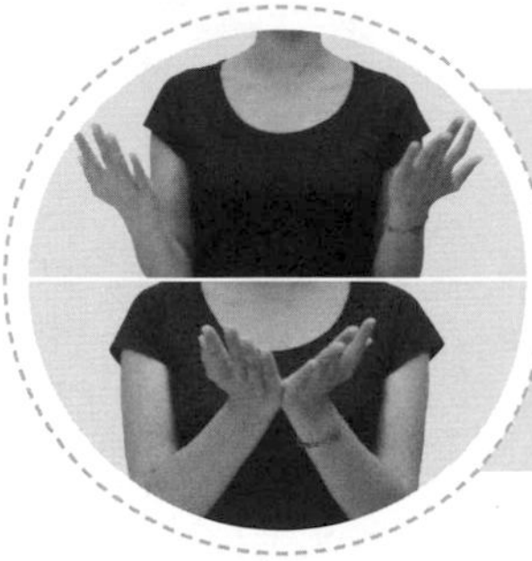

兩掌刀面相敲

引導詞

1. 雖然我不知道自己為什麼那麼害怕改變，我真的不知道自己在害怕什麼，但我還是深深地愛我自己，百分之百地接受我自己。

2. 雖然我總是拖拖拉拉，為的是避免面對那些非改變不可的事情，我知道這樣不好，但我還是深深地愛我自己，百分之百地接受我自己。

3. 雖然我曾經嘗試過很多方法想要改變自己，最後若不是沒有效果，就是半途而廢，但我還是要好好地愛我自己，百分之百地接受我自己，無條件地愛我自己。

身體穴位敲擊點

完成了上一步驟之後，請依照以下順序敲拍身上的不同穴位，同樣的，以每秒二至三次的速度進行敲拍，每個穴位的敲拍時間約五至十秒，你不必精準地計算時間，也不必在意每個穴位敲拍的時間長度是否分秒不差，只要在大致的時間範圍內即可。如果將這些穴位都敲過一輪之後，你還沒說完該說或想說的話，那就從第一個穴位開始再敲一輪，如此往復循環，直到說完你想說的話為止。

在你敲擊眉心（單手）、眼尾（雙手或單手敲一邊亦可）、雙眼下眼瞼中央下方骨頭處（雙手或單手敲一邊亦可）、人中（單手）、下嘴脣下方凹陷處（單手）、鎖骨下方（雙手或單手敲一邊亦可）時，請將食指與中指併攏，以這兩個指頭的指尖輕輕敲擊；敲拍兩側肋骨時，請將兩隻手臂彎曲，利用兩手指尖或虎口敲拍腋下約三至五公分處（類似雙手叉腰的動作）；敲拍頭頂時，請以單手手掌輕輕敲拍即可。

如果你不知道該說什麼或怎麼說，請參考下節的引導詞，修改成適合你自己的話語即可。須特別注意的是，在這個釋放情緒的步驟中，請你想到什麼就講什麼，完全不要經過理智的修飾或過濾，讓你的潛意識盡情地釋放它真實的情緒與想法。如果你所說的話語是經過意識的修飾、抗拒或考慮的話，便無法達到真正的釋放效果，反而形成了壓抑。即使剛開始時因為不熟悉這個方法而說得顛三倒四也無妨，重點是你的

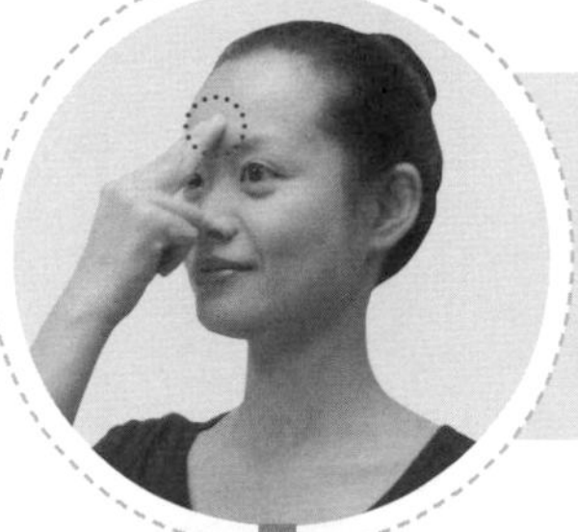

眉間

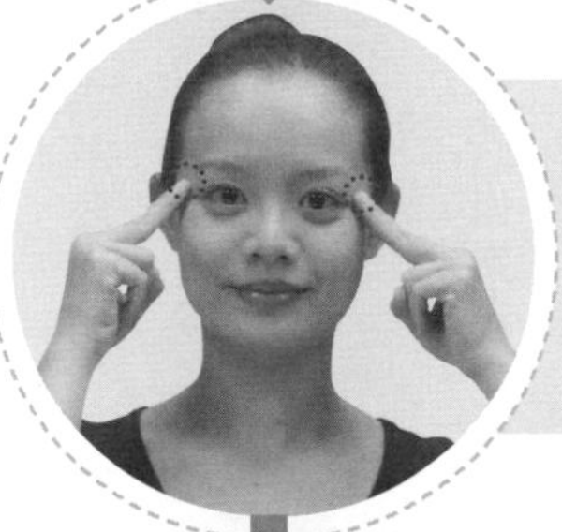

兩側眼尾

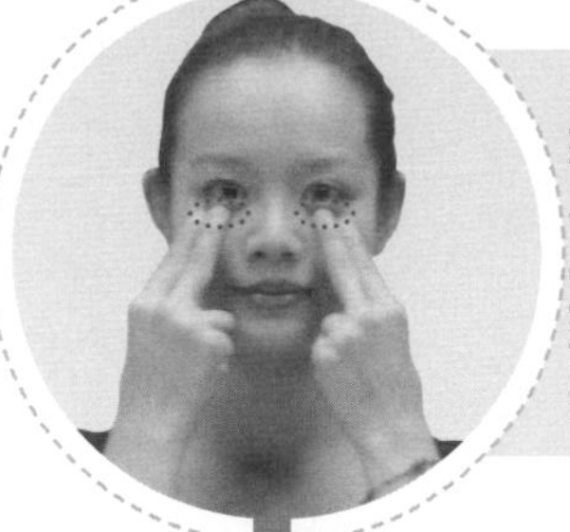

雙眼下眼瞼中央下方骨頭處

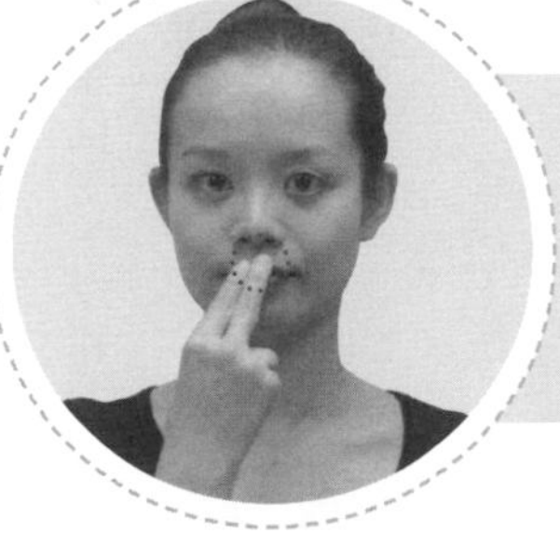

人中

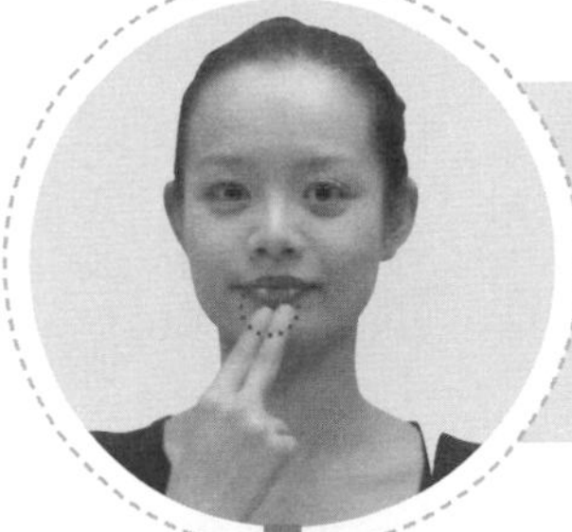

下嘴唇下方凹陷處

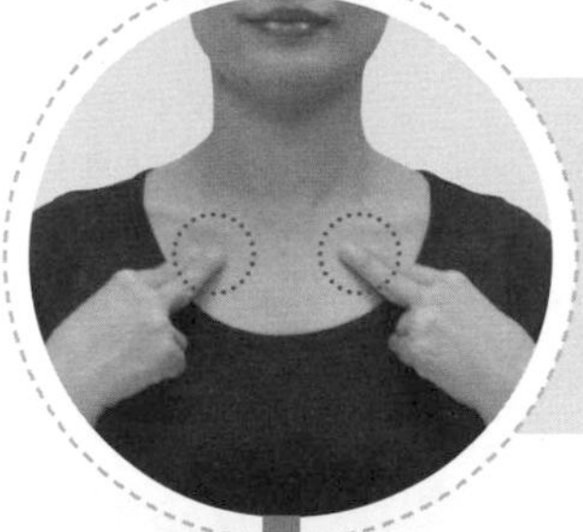

左右兩側鎖骨下

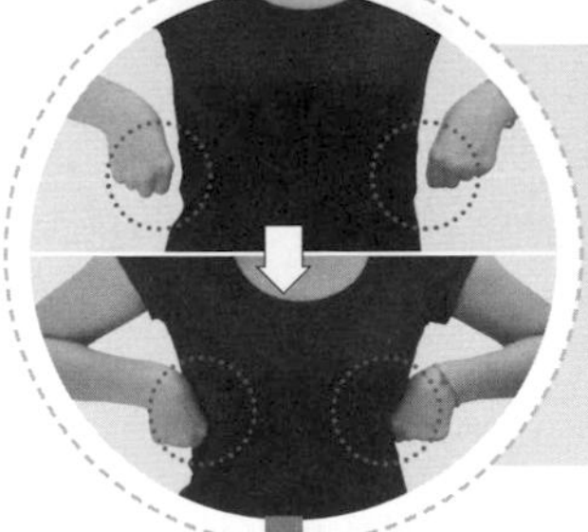

兩側腋下約三至五公分之肋骨處

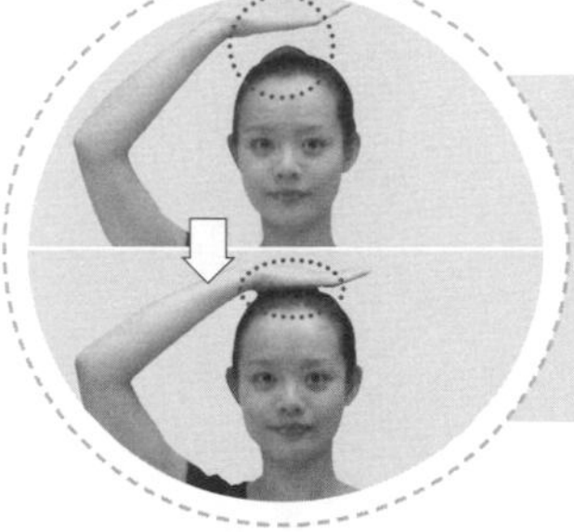

頭頂

情緒必須完全到位，換言之，你的身體、情緒、話語在這個步驟中必須是三位一體的，完全進入到你所要釋放的情緒當中，這個釋放步驟才會有效。

現在，請邊說你想說的話，並且依照以下的順序進行敲拍，請記住，不必精準計算時間，每個穴位敲拍時間約五至十秒即可，在說話過程中不要停止敲拍：

眉間↓兩側眼尾↓雙眼下眼瞼中央下方骨頭處↓人中↓下嘴唇下方凹陷處↓左右兩側鎖骨下↓兩側腋下約三至五公分之肋骨處↓頭頂。

引導詞

我覺得自己很無能也很無力，我不知道自己為什麼那麼害怕改變，我簡直把改變視為毒蛇猛獸，避之唯恐不及。雖然所有愛我或關心我的人都告訴我必須改變，但我還是很害怕，因為我無法預測改變之後的結果，萬一結果不好呢？誰能替我承擔呢？萬一這個改變為我招惹一堆批評，萬一這個改變使得朋友遠離我，那我該怎麼面對呢？

（以變得更富有為例）如果我變得很成功、很富有，會不會引起歹徒的覬覦，甚至使我的父母、老婆、小孩深陷於被綁架的危機當中？我的老婆會不會因此變得很敗家，一天到晚去做美容、逛街、打牌、喝下午茶，放著家裡不管，說不定還會上「牛郎俱樂部」去找樂子。此外，還會有一大堆親戚上門來借錢，搞得我借也不是，不借也不是，借了嘛，他們未必會還；不借嘛，又會被說成小氣、貪婪、一毛不拔，甚至還會在背後詛咒我和我的家人。這不是太可怕了嗎？這一切不僅會破壞我原本寧靜的生活，還會使我每天過得膽戰心驚。

有錢到底有什麼好處？看起來根本壞處多於好處。既然有錢並沒有什麼好處，那我幹嘛還想著如何賺更多錢呢？更何況我的腦袋瓜也沒有聰明到可以想出什麼賺大錢的點子，我又何必不自量力呢？像我這樣平平凡凡過日子不是很好嗎？粗茶淡飯不也挺健康的嗎？反正我沒有像郭台銘那樣的富爸爸，也沒有像王雪紅那樣的富媽媽，沒有人會提供大筆資金供我創業，平凡本來就是很正常的事。我就是這個樣子，沒什麼好自卑的，也沒什麼需要改變的，反正日子過得去就好。算了算了，老老實實把日子過下去就好，我不再去動那些讓自己變有錢的念頭了，那簡直是自找麻煩……。

第 11 章
十大情緒之八：
對不可預知的改變感到恐懼

在你發洩完所有負面感受之後，請暫停敲拍，做三個深且長的呼吸，想像這些負面情緒都隨著你的呼吸排放出來。如果你發現你原先打算處理的情緒已釋放得差不多時，卻有新的情緒浮現出來，這時，你可重複剛才所做過的步驟，開始釋放掉這個新出現的情緒。如果新的情緒層出不窮地冒出來時，那就請你一再重複這個步驟，一層一層地將它們釋放出來，直到它們完全釋放為止。

當你在釋放的過程中感覺越來越輕鬆時，就表示你的腦神經細胞越來越自由，越來越放鬆了。這時候你可以問自己一些問題，讓自己轉念。譬如：「我可以在這個事件與情緒中學習到什麼？」「除了以舊有的觀點來看這件事之外，這件事還有什麼其他的可能性是我所沒有想過的？」「如果所有曾經發生過的事情都是冥冥中最好的安排，那麼在這個事件中究竟隱含著什麼樣的禮物？」你會發現，當你排除了情緒之後，你不僅變得越來越客觀，並會試著從各種不同的角度來看待同一件事，而不再固執於單一的觀點與想法。這就表示你越來越豁達，越來越有智慧了。

接下來，你可以進入下一個步驟——將肯定句輸入潛意識，增強你的能量。肯定句的作用在於為腦神經建構一個新路徑，讓它與正面的情緒搭上線。過程中，你可以隨時停下來感覺一下，看看有沒有殘留的情緒潛藏在身體的某個部位；若有，你可以刻意關愛那個部分，釋放那個部分。之後，重新開始敲拍動作，並且參考以下的引導詞，繼續說出你想說的話，在說話的過程中不要停止敲拍，直到說完你想說的話為止。

引導詞

有黑夜就會有白天，有失敗就會有成功，有批評就會有讚美，所有的事情明明有

第11章
十大情緒之八：
對不可預知的改變感到恐懼

很多選擇，我幹嘛非要往壞處想不可呢？我何不朝向正面、光明的方向思考呢？一直以來我總是患得患失，害怕失敗，就因為這樣，即使機會來到眼前我都輕易放過，但未來還有多少歲月可以蹉跎？如果我本來是會成功的，那些「成功」是否都被我給嚇走了呢？

如果我接受了這個機會，接受了這個改變，我可能因而提升財富，我的孩子們可以因此受到更好的教育，這將使他們變得自信，不再自卑。我的老婆可以擺脫黃臉婆的歲月，每天將自己打扮得美美的，不只她自己歡喜，我看了也歡喜。我也可以更有能力奉養父母，買一棟舒適的、有電梯的房子供他們居住，讓他們擺脫爬公寓樓梯的惡夢。我還可以為他們安排一趟舒適的國外旅遊，讓他們出國去開開眼界。因為不再為了生存而奔波勞頓，所以，我可以更從容地和家人培養感情；因為不再感到匱乏，我們將不再為錢爭吵，一家人的感情將更為融洽。

如果我變得富有而從容，我的家人們都將以我為榮。我的孩子將看到一個充滿活力與行動力的父親；我的老婆將看到一個充滿自信且意氣風發的先生；我的父母將看到一個孝順且大方的兒子。不只如此，我還可以有足夠的財力與資源去資助世界上一些貧窮的孩子，捐助偏鄉兒童的學雜費和營養午餐費，讓失學的孩子有書可念，讓挨餓的孩子不再挨餓，我還可以幫助許許多多的弱勢族群，我真的可以做許多對這個社會有意義的事情。

現在，請你做三個深且長的呼吸，將這些肯定句中所蘊含的正面、光明的能量隨著呼吸吸進身體裡。然後重複剛才的敲拍動作，參考以下的引導詞，繼續說出你想說的肯定句，在說話的過程中不要停止敲拍，直到說完你想說的話為止。

引導詞

我知道我可以做到，我願意接受這些可以使我變得更好的「改變」，我知道「成功」與一切的美好都有可能發生，因為它在我心裡的感受是那麼真實，真實到我幾乎可以看到那些畫面、碰觸到那些實物。我願意相信這些好事都有機會發生。我相信一旦我願意接受改變，我的家人都會支持我，朋友們也會鼓勵我，我的信仰也會加持我。我相信我可以獲得許多貴人的幫助與提攜，我相信幸運之神將從此眷顧我，凡是我想達成的美好結果都會真實地在我身上發生。我相信無論發生什麼事情，接受這個改變一定會對我有好處，我選擇相信它，我選擇接受所有正面的能量與結果，我相信我可以做到，我一定可以做到……。

現在，停止敲拍並做一個深且長的呼吸，感覺一下你現在「害怕改變」的痛苦指數是多少？並為自己的痛苦指數評分，評分的方式與進行敲拍前完全相同。零分代表你完全不害怕改變，甚至可以立即迎向它；十分代表你陷入極度的恐懼中，完全不想做任何改變。

請感覺一下現在的指數與敲拍前的指數有沒有不同？如果你現在的指數低於三分，或者從原本的十分降為五分，這表示你已清除了一大半的負面能量。恭喜你！你會發現，原來「改變」是邁向成功的必經過程，它並沒有那麼恐怖，真正恐怖的是看不清楚它。

假如你「害怕改變」的痛苦指數仍未降到零分，這時候，請你感覺這個情緒在你身體的哪裡？它讓你感到胃痛、頭痛、胸悶或疲倦嗎？它長成什麼樣子？請你感覺它的形狀、顏色，以及它在你的生活中所造成的影響，然後觀照它並接受它。你要允許它發生、讓它發生，寬容它、愛它，無條件地接受它並愛它。然後，你可以（於現在或下一次有空時）重複做 EFT 的敲拍技巧，直到痛苦指數歸零。

第12章

十大情緒之九：害怕承受不起的失敗

當我們決定去做某一件事情時，多半都希望能夠成功而非失敗，但結果究竟如何，仍在未定之天。樂觀的人傾向於將結果朝向正面、成功的方向思考，因此，他會積極努力地爭取成功的機會；而悲觀的人通常會朝向負面、失敗的方向思考，猶如「打鴨子上架」，勉強為之，失敗的機率自然便會大大提高。

●悲觀者的失敗基因●

一般而言，人人都害怕失敗，尤以個性悲觀者為甚。悲觀的人之所以比一般人更害怕失敗，是因為他們會預想失敗後的結果，認為一旦失敗，將會遭受別人的訕笑與異樣眼光，使他們抬不起頭來，因此，即使機會當頭，他們也會卻步或拒絕。但是，他們通常並不是有意識或正面地拒絕眼前的機會，而是尋找許多看似合乎邏輯的理由來說服自己或別人，好讓他們的拒絕顯得「合情合理」。要是實在找不出拒絕的理由，他們也會勉為其難地「迎向」機會，可是，因為心中始終懷著失敗的恐懼，因此，他們要不做起事來無法全心全意地投入；要不就是拖拖拉拉；要不就是突然製造出一個「自我破壞」的事件，讓失敗成為事實。

舉例而言：玫玲任職於一家公司，老闆想拔擢她擔任某個部門的主管，她看著該部門裡一個個比她資深並且精明幹練的同事，心想：「老闆將我這個才進入公司一年的小女生『空降』在那個部門裡，豈不是羊入虎口？」她害怕進入該部門後同事會不聽指揮，導致部門績效不彰，或遭同事欺負，因而婉拒了老闆的美意。以上是一種情況。

另一種情況是，假設老闆堅持要玫玲試試看，使她不得不懷著忐忑的心情走馬上任。由於她先入為主地認為同事必定會不服從她、排斥她，因此，當有同事發表不同的意見時，她便覺得自己的專業受到質疑；或者當同事們相約午餐而沒有邀她時，她便覺得大家有意排擠她。如此一段時日之後，果然「實現了」她的預想——部門上下溝通不良，團隊毫無凝聚力，工作績效大受影響。

玫玲的確是一隻陷在「害怕失敗」羅網中的小羊，但她有所不知的是，設下這羅網的並不是獵人，而是她自己。然而，誰會相信自己就是自己的絆腳石呢？像玫玲這樣的人比比皆是，他們在做事時容易虎頭蛇尾或半途而廢，或者僅憑著一股衝動便一頭栽入某個計畫中，但在衝動過後便宣告放棄，任失敗的陰影淹沒了他們的潛能。

害怕失敗的人通常會因為某次的失敗經驗而全面否定自己，將自己看得一文不值。日後為了避開風險，他們寧可什麼都不做或者少做，因為一旦不做便不會失敗，少做就少失敗，結果他們也失去許多自我挑戰或學習的機會。表面上看來，他們避開了失敗的風險，事實上他們將成為終極的失敗者。

害怕失敗的人如果將心念修正為「勝敗乃兵家常事」，失敗是人生的一次經驗與挑戰，猶如跑步時不慎摔了一跤，站起來，繼續往前跑；如果他們清楚地認識到，所謂的英雄並不是不會失敗的人，而是勇敢面對失敗的人，即使失敗了，仍然有重新奮起的機會，如此才能夠扭轉他們的行事作風。然而知易行難，即使理智上明白了這些道理，但潛意識卻未必配合，此時若能藉助EFT，將可以扭轉想法，使意識與潛意識互相溝通，達成共識，朝向一致的方向前進，而非互扯後腿，導致一事無成。

●害怕失敗的自我診斷●

你覺得自己是個害怕失敗的人嗎？以下提供自我診斷的方向。首先請你擬出一個心目中很想完成的計畫，並且問問自己：

1.如果要你立刻去執行這個計畫，你心中是否有恐懼？如果有的話，那些恐懼是什麼？

2.你認為什麼樣的狀況算是失敗？

3.如果你所認為的失敗真的發生了，將對你產生什麼意義與影響？

4.面對失敗時，你將如何自處？

如果你的答案是負面、悲觀的，表示你是個害怕失敗的人，而你的潛意識中埋藏著有待清除的心理障礙。

由於我們在決定「做」與「不做」時，大多是由感覺而非邏輯所驅動，因此，當我們發現自己裹足不前時，必須先揪出阻礙自己的感覺，才能夠對症下藥。一旦找出那些感覺，接下來便可以探究其背後所隱藏的意義。譬如：S想約一位女孩出去散步，心裡卻又非常害怕，S的感覺是「害怕」，但是，他真的害怕去找那位女孩嗎？其實並不是。他真正害怕的是被「拒絕」。萬一被拒絕，他會覺得很丟臉，從此再也沒臉見她，這便是「害怕」背後所隱藏的意義。

再例如：某甲做錯了一件事卻堅持不道歉，理由是，他認為一旦道歉便代表認輸或承認失敗；一旦道歉就會讓別人覺得他虧欠大家，或者會被當成笑柄……。對某甲而言，道歉是一件有失面子的事，他害怕的並不是道歉本身，而是他所預想的這些後果。然而，道歉真的會讓他失了面子嗎？

S認為被女孩拒絕是一件丟臉的事，某甲認為道歉即是示弱的表現，其實，這些結論都是他們自己想出來的，未必是事實。如果S樂觀地認為，一次的拒絕並不代表永遠的失敗，日後仍與女孩保持良好的互動，或許假以時日，這女孩便會開始欣賞他；而一個真正勇敢的人也絕不會像某甲一樣為了面子而拒絕道歉。

沒有人總是成功的，失敗不過是做錯了一件事情，只要將它視為一種學習的過程，便不會沉浸在不可自拔的痛苦中。正面看待失敗，便會感謝失敗，因為它提供了成長與進步的最佳機會。已故蘋果創辦人賈伯斯（Steve Jobs）一九八五年被蘋果公司開除，後來再回蘋果，讓蘋果公司起死回生。他在一場為史丹佛大學畢業生所做的演講中說：「被蘋果公司開除，是我人生中最好的經驗，從頭開始的輕鬆釋放了成功的沉重，使我進入了這輩子最有創意的階段。」所以，失敗真有那麼可怕嗎？承認失敗真的讓人難堪嗎？賈伯斯就是從失敗中再站起來的最佳典範，他讓我們看到風光者背後所經歷過的挫敗，也讓我們看到承認失敗才是勇者的表現。

●敲掉負面的感覺●

稍早提過，行為的驅動力大多來自於感覺。例如，害怕約會「被拒絕」、害怕道歉會「被瞧不起」，就因為這些感覺，驅使我們不去採取行動。但是，感覺經常是飄忽不定，瞬間即逝的，如果不靜下心來，便很難察覺到它。然而，不論我們察覺與否，大部分的感覺都會儲存在潛意識中，因此，我們需要藉助EFT深層情緒排毒法，將那些潛藏的情緒「敲」出來，讓我們看見它，乃至克服它。

以下讓我們看看婷婷的例子，分享她「敲」破恐懼，勇敢迎向未來的故事：

婷婷是一位甫自大學畢業進入職場的社會新鮮人。她發現自己在面對工作時很容易退縮，有時候僅僅上司的一句話就讓她感覺到很挫折，做起事來畏首畏尾。因為對於職場的極度不適應，她接受了EFT深層情緒排毒，希望能克服自己的怯懦。

過程中，婷婷表現得很害羞，並且不時責備自己無能，看得出來她是一個自我評價很低的女孩。在EFT的敲拍過程中，她漸漸聽到自己內在的聲音，也挖掘出問題的核心。她說：「我從小就很害怕失敗，也很害怕犯錯，因為一旦失敗就會被懲罰。在學校考試考壞了會被老師打，在家說錯話會被爸爸罵。我常常被拿來和姊姊做比較，姊姊各項表現都很優秀，相較之下我總是顯得一無是處。所以，我無論做什麼事情都很沒有信心，我從來不期望自己能把事情做得很好，只求過關，別讓身邊的人失望就好。可是我偏偏每次都讓他們失望，所以我乾脆盡量什麼都不要做，也不要說，免得做什麼都不對，說什麼都錯，不做不說，至少不會讓別人或自己失望。多年來，我總感覺很委屈，不被疼愛……。」

說著說著，她哽咽啜泣，最後終於放聲大哭。她很愛家人和姊姊，即使在面對眾多責難時，也總是壓抑自己，從來不抱怨，但她的委屈並未消失，而是儲存在潛意識裡，每當面對關鍵時刻，這些情緒便偷偷跳出來撩撥她，使她處處顯得怯懦。

在敲拍結束之後，她釋放掉負面情緒，臉上露出了笑容，整個人也明亮起來。幾個星期之後，她說：「我現在很勇敢，我從來不知道自己原來可以這麼勇敢，我不再像以前一樣那麼害怕犯錯，也不再陷在失敗裡自怨自艾，因為我明白失敗是成長的必經過程，我感謝失敗給了我成長的機會。」

事實上，「害怕失敗」是一種從小養成的情緒，試想，如果我們從小生活在一個友善並且寬容的環境裡，當我們做錯事向父母師長坦誠認錯時，所獲得的是肯定、鼓勵和讚美，我們會害怕失敗或錯誤嗎？反之，當我們得到的是責罵或體罰時，我們又如何敢承認錯誤？無論如何，逝者已矣，過去的歲月不能重來，不論以前經歷過些什麼，我們都必須從陰影中走出來。現在開始，請將失敗視為一種突破性的成長，視為上天賜予我們的珍貴禮物，並自其中激發出自己最大的潛能，活出更有價值的人生。

以下，讓我們共同練習釋放內心對於失敗的恐懼。

●快樂四步曲●

步驟一：找一個安靜、隱密、不受打擾，使你可以盡情哭喊或發洩所有負面情緒的空間。

步驟二：想像一個你很害怕去執行的計畫，或是你曾有過害怕失敗的情緒或經驗，現在這個感覺已來到你面前。

步驟三：為這個感覺或事件打一個從零到十分的「痛苦指數」；零分是你完全不感到害怕，並且可以毫無困難地接受它；十分是你害怕到完全無法執行任何計畫，也沒有信心面對它。

步驟四：配合下一段內容所提及的敲拍方法與敲拍位置，依據你所面臨的實際情境，說出內心想要說的話，無論你說什麼或做什麼，即使大叫、大哭、大罵、講髒話都無妨，總之，請你毫無保留地釋放自己，在不傷害自己的前提下，把那些負面情緒當成體內的宿便，將它們統統排乾淨。

如果你不知道該說什麼或怎麼說，請參考下節的引導詞，引導詞的內容未必完全符合你的實際需要，因此，請依據你最真實的情況去說出最適合自己的話。最重要的是，不論你所說的話有多麼負面或多麼不堪入耳，請注意，在那些話的結尾必須是「但是我還是深深地愛我自己，百分之百地接受我自己」的肯定句。如果你沒有辦法接受以上那麼露骨的肯定句，你可以將它修改成「我願意百分之百地接受我自己」、「我願意選擇百分之百地接受我自己」或「我想我可以選擇百分之百地接受我自己」等較為含蓄的用語。總之，這些肯定句必須是你能完全認同並且完全接受的。

準備好了嗎？讓我們開始吧！

EFT深層情緒排毒示範

兩掌刀面相敲：請以每秒二至三次的速度敲擊，在敲擊的過程中，參考以下的引導詞，說出最適合你情境的話語，說話內容不限長短，同時，在說話的過程中請持續敲擊，直到說完你想說的話為止。

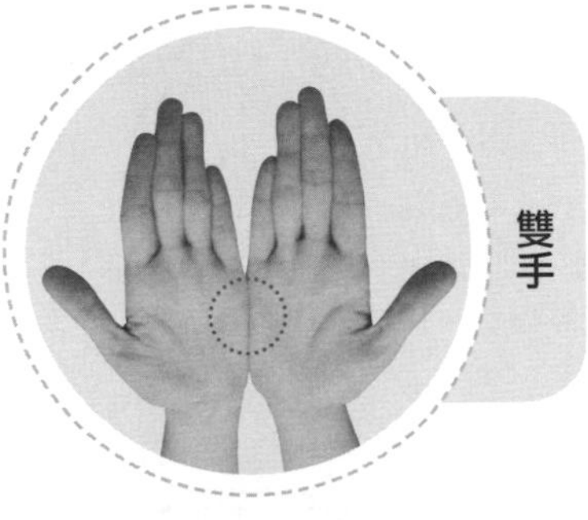

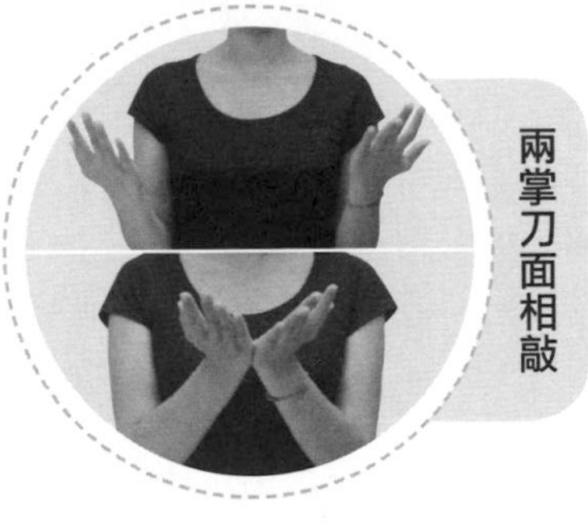

引導詞

1. 雖然我非常非常害怕失敗，我不希望因為自己的失敗而讓身邊的人失望，但我還是深深地愛我自己，百分之百地接受我自己。

2. 雖然我非常非常害怕失敗，我怕一旦承認失敗就會被別人瞧不起，但我還是深深地愛我自己，百分之百地接受我自己。

3. 雖然我非常非常害怕失敗，害怕到不敢動手去執行新的計畫，但我還是深深地愛我自己，百分之百地接受我自己，無條件地愛我自己。

身體穴位敲擊點

完成了上一步驟之後，請依照以下順序敲拍身上的不同穴位，同樣的，以每秒二至三次的速度進行敲拍，每個穴位的敲拍時間約五至十秒，你不必精準地計算時間，也不必在意每個穴位敲拍的時間長度是否分秒不差，只要在大致的時間範圍內即可。如果將這些穴位都敲過一輪之後，你還沒說完該說或想說的話，那就從第一個穴位開始再敲一輪，如此往復循環，直到說完你想說的話為止。

在你敲擊眉心（單手）、眼尾（雙手或單手敲一邊亦可）、雙眼下眼瞼中央下方骨頭處（雙手或單手敲一邊亦可）、人中（單手）、下嘴唇下方凹陷處（單手）、鎖骨下方（雙手或單手敲一邊亦可）時，請將食指與中指併攏，以這兩個指頭的指尖輕輕敲擊；敲拍兩側肋骨時，請將兩隻手臂彎曲，利用兩手指尖或虎口敲拍腋下約三至五公分處（類似雙手叉腰的動作）；敲拍頭頂時，請以單手手掌輕輕敲拍即可。

如果你不知道該說什麼或怎麼說，請參考下節的引導詞，修改成適合你自己的話語即可。須特別注意的是，在這個釋放情緒的步驟中，請你想到什麼就講什麼，完全不要經過理智的修飾或過濾，讓你的潛意識盡情地釋放它真實的情緒與想法。如果你所說的話語是經過意識的修飾、抗拒或考慮的話，便無法達到真正的釋放效果，反而形成了壓抑。即使剛開始時因為不熟悉這個方法而說得顛三倒四也無妨，重點是你的

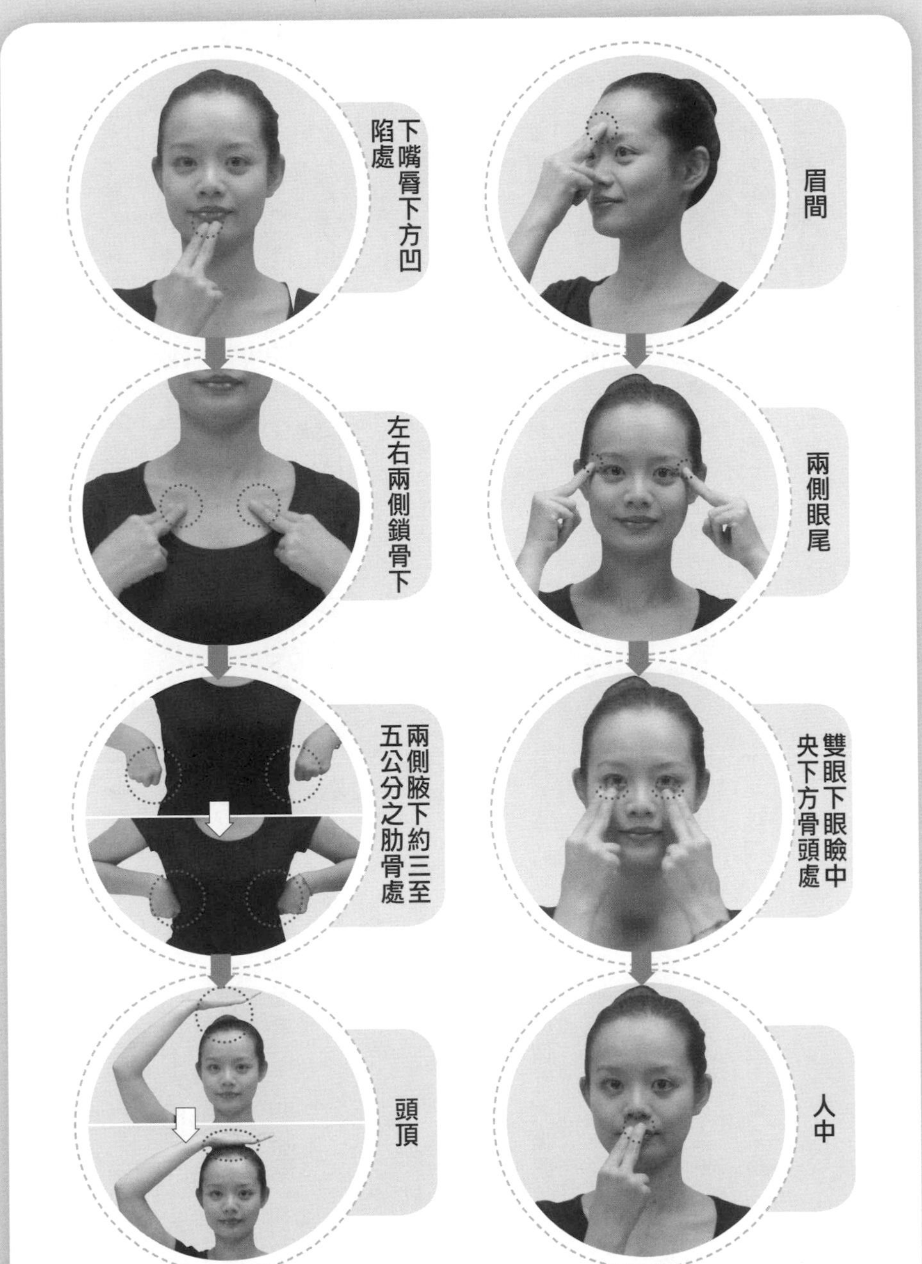
眉間
兩側眼尾
雙眼下眼瞼中央下方骨頭處
人中
下嘴唇下方凹陷處
左右兩側鎖骨下
兩側腋下約三至五公分之肋骨處
頭頂

情緒必須完全到位，換言之，你的身體、情緒、話語在這個步驟中必須是三位一體的，完全進入到你所要釋放的情緒當中，這個釋放步驟才會有效。

現在，請邊說你想說的話，並且依照以下的順序進行敲拍，請記住，不必精準計算時間，每個穴位敲拍時間約五至十秒即可，在說話過程中不要停止敲拍：

眉間↓兩側眼尾↓雙眼下眼瞼中央下方骨頭處↓人中↓下嘴唇下方凹陷處↓左右兩側鎖骨下↓兩側腋下約三至五公分之肋骨處↓頭頂。

引導詞

每當這個恐懼或害怕的感覺冒出頭來的時候，我就會嚇得發抖，我的胃感到非常非常不舒服，不舒服到讓我想吐；我的腸子也好像絞成麻花似的，讓我必須立刻衝到洗手間去拉肚子；此外，我還頭痛。總而言之，我感覺壓力非常非常大，我不想做了，我不想動手做這個新的計畫。讓事情停留在原點吧！只要不發生任何改變，我就不需要承受這些不舒服的感覺，反正我只要做我原本擅長的事情就好，做這些事情至少不會犯錯，但如果我去做一些不一樣的、新的事情，萬一搞砸了呢？萬一失敗了呢？那豈不丟死人了？

不只丟人，一旦失敗了，那就證明我是一個非常沒用、無能的笨蛋，別人就會在背後恥笑我，那我該怎麼面對他們呢？我還能躲到哪裡去呢？如果我失敗了，我大概只能躲到荒島去了，在那裡，我不必面對自己所製造出來的災難，不必面對別人的恥笑，不必面對家人既同情又失望的眼光，也不必面對那種天塌下來的感覺。天哪！別逼我面對這一切，只要一想到這些恐懼、壓力，我就受不了，感覺幾乎不能呼吸，讓我癱瘓無力，我不想面對這些壓力，我不想……。

在你發洩完所有負面感受之後，請暫停敲拍，做一個深且長的呼吸，感覺一下你身體哪些部位會有緊張、壓力或不舒服的感覺，並且看看那個感覺是否有重量、形狀、顏色，並找找看那種感覺位於身體的哪個部位。

如果在你釋放完第一層「害怕失敗」的情緒之後，感覺到第二層的情緒——悲傷，就讓我們來練習釋放悲傷吧！

第二次兩掌刀面相敲

現在，再次回到「兩掌刀面相敲」的步驟來，敲擊方法與第一次完全相同，請參考以下的引導詞，說出最適合你情境的話語，說話內容不限長短，同時，在說話的過程中請持續敲擊，直到說完你想說的話為止。

1.雖然我對於失敗懷有深深的恐懼，雖然我非常害怕自己沒有能力把事情做好，我知道如果我失敗了，我將會一輩子活在陰影裡抬不起頭來。雖然如此，但我還是深深地愛我自己，百分之百地接受我自己，完全無條件地愛我自己。

2.雖然我對於失敗懷有深深的恐懼，一旦失敗了，我可能會被家人歧視，可能一輩子都得受到這個失敗的折磨，使得我翻不了身，但我還是深深地愛我自己，百分之百地接受我自己，完全無條件地愛我自己。

3.雖然我極度地害怕，如果這個事情失敗了，我這一輩子將毀於一旦，但我還是深深深地愛我自己，百分之百地接受我自己，完全無條件地愛我自己。

第二次身體穴位敲擊（針對悲傷）

請回到「身體穴位敲擊點」這個步驟上來，敲拍方法與順序和第一次完全相同，並參考以下的引導詞，修改成適合你自己的話語，盡情釋放潛意識中的想法與情緒。

每當這個深藏在意識底層的恐懼感一出現，我的胃和腸便又扭攪起來，我又快吐了，又想拉肚子了，而且我頭好痛，全身發抖，每個地方都不對勁，總之，我非常痛苦、非常不舒服。這個恐懼感像個綁匪般俘虜了我、控制了我，使我失去內心的自由。

第12章
十大情緒之九：害怕承受不起的失敗

如果我去做這件事情並且失敗了，我想我會一輩子抬不起頭來，而且，所有人都會鄙視我、不尊重我，也不會再相信我，使我這一生必須在痛苦中度過。如果我失敗了，我在財務、信用上都會破產，我的親人都會躲著我，我的老公（老婆）和小孩也會不要我，我的鄰居或朋友會視我如毒蛇猛獸般避開我，使我一生都活在痛苦與孤單之中。天哪！這太恐怖了，我很害怕，我真的很害怕，如果失敗了，我就完蛋了。

當你在釋放的過程中感覺越來越輕鬆時，就表示你的腦神經細胞越來越自由，越來越放鬆了。這時候你可以問自己一些問題，讓自己轉念。譬如：「我可以在這個事件與情緒中學習到什麼？」「除了以舊有的觀點來看這件事之外，這件事還有什麼其他的可能性是我所沒有想過的？」「如果所有曾經發生過的事情都是冥冥中最好的安排，那麼在這個事件中究竟隱含著什麼樣的禮物？」你會發現，當你排除了情緒之後，你不僅變得越來越客觀，並會試著從各種不同的角度來看待同一件事，而不再固執於單一的觀點與想法。這就表示你越來越豁達，越來越有智慧了。

現在，請你做一個完整的深呼吸。接下來，讓我們來做一個啟動式的肯定句，啟動你的正面能量，請重複剛才的敲拍動作，參考以下的引導詞，繼續說出你想說的話，在說話的過程中不要停止敲拍，直到說完你想說的話為止。

同樣的，在敲拍過程中不論出現任何想法與靈感，請你任它自由發揮，讓潛意識說出它自己想說的話，完全不要加以修飾或壓抑，你可能會有驚喜的收穫，譬如獲得一些非常棒的靈感或智慧等等。

引導詞

雖然我懷著深深的恐懼，但我還是相信自己有可能會成功，我願意相信，無論發生了什麼事情，我都會百分之百地愛我自己，深深地愛我自己，百分之百地接受我自己。雖然我對於失敗有這麼大的恐懼，但我還是相信自己有可能會成功，我願意相信自己會成功，而且不論發生了什麼事，我都會深深地愛我自己，無條件地愛我自己，百分之百地愛我自己。雖然我過去一直被恐懼失敗的感覺給控制住，但是，從此時此刻開始，我拒絕再被它控制，我相信自己也有成功的可能，我選擇相信我可能會有成功的機會，就算失敗了，我還是會深深地愛我自己，百分之百地接受我自己，無條件地愛我自己。

誰說我一定會失敗呢？我明明有可能會成功的，當我成功的時候，所有人都會愛我、為我歡呼，朋友們也都會鼓勵我。我還在怕什麼呢？失敗與成功都只不過是成長的過程之一，而不是永遠的結果，我相信，所有的親朋好友都會鼓勵我勇於嘗試。所

第 12 章
十大情緒之九：
害怕承受不起的失敗

有成功的人都曾經失敗過，像愛迪生或愛因斯坦，或者像賈伯斯，他們不也都是從不斷的失敗中重新站起來，不斷地嘗試，最後才獲得成功的嗎？我相信我也能像他們一樣，如果我能將失敗視為一次練習，如果我能將失敗視為一個小小的提醒，我就不需要再害怕了。更何況我可能根本就不會失敗，相反的，我可能會很成功。如果我相信自己會成功，我就會掌握更大的成功機會。

如果我能夠成功，我的朋友將會怎樣看我呢？我將會得到多大的掌聲？如果我能夠成功，我對自己會有什麼感覺？我會對自己感到很滿意嗎？我會感到很滿足、很開心、很有成就感嗎？我想應該會的。想想看，如果我成功之後，我爸爸媽媽會有多麼開心，我的老公（老婆）和小孩將會為我感到驕傲，我的生活將獲得多大的改善，我會獲得多大的成長與信心？如果我成功了，我的生活將從此改善，不僅如此，全家的生活品質也將因此改善，我的成功不僅改變了我自己，也間接改變了許多人。

所以，我決定相信自己會成功，並且努力將事情做到最好，將失敗的機率降到最低。為了成功，我願意去向別人請教我所不懂的事情，我會學習成功者的經驗，我會去上課，我會多方學習，按部就班地增加自己的實力，我會將一個很大的計畫分割成幾個小計畫，一步一步地做，使這個計畫變得比較容易些，此外，我也會去找人來幫助我，當我失意時，也會尋求家人與朋友的鼓勵，此外，我也會多做一些運動，使自己的心境維持在光明的狀態。

我相信我會成功，只要想到所有成功的人都曾經失敗過，我就覺得失敗並不可怕，就好像小時候學騎腳踏車，不也摔過跤嗎？但我並沒有因為摔跤而停止練習，最後仍然學會騎腳踏車。我也並不是生來就會走路或拿筷子，也曾經經歷過一再的失敗，但小時候我從來沒有因為害怕而退卻，我只是忘了那些越挫越勇的經驗而已。看，那些事情我現在不都會做了嗎？

顯然，我應該將焦點放在個人的成長上，觀察在做一件事情的過程中自己會變成一個什麼樣的人。我相信我會變成一個勇敢而有自信的人，我相信我會志氣昂揚。一旦獲得成功，我將會抬頭挺胸、昂首闊步，我也將會更光鮮亮麗。我相信我會成功，我相信我身邊的所有人都希望看到我成功，我相信所有人都願意給我成功的機會。也許我的家人曾經以負面的方式表達他們對我的期待，但他們其實是希望看到我成功並且祝福我能夠成功的。從現在開始，我願意接受這個挑戰，開始動手去執行這個計畫，因為唯有選擇挑戰，我才會有成功的機會，從現在開始，我接受這個挑戰，我將會迎接未來的成功。

現在，停止敲拍並做一個深且長的呼吸，檢查一下你「害怕失敗」的痛苦指數與先前相比之下有沒有改變？評分的方式與進行敲拍前完全相同。零分代表你完全不害怕失敗，甚至可以立即迎向新的計畫；十分代表你陷入極度的恐懼中，害怕到完全沒有辦法執行任何計畫。此外，檢查一下原先身上感覺到壓力的部位現在是否放鬆了些？

如果你現在的指數低於三分，或者從原本的十分降為五分，這表示你已清除了一大半的負面能量。恭喜你！你只要持續不斷地做這樣的練習，你將會發現，你其實比自己所想像的更有力量！

每個人多少都有害怕失敗的心態，只是強弱各有不同，這種恐懼總是在不知不覺中影響著我們，久而久之，使我們忘了自己內在的聲音，忘了自己內在真正的渴望。事實上，我們的本質並不害怕失敗，我們害怕的是別人的眼光與言語傷害。如果我們能回歸到內心的本性，我們會驀然發現，原來失敗是常有的事，原來我們並不害怕失敗。如果我們的本質是害怕失敗，我們今天將不會走路、不會說話，也不會拿筷子，因為那些都是經過無數次的失敗後所學會的。我們曾經如此勇於接受挑戰，何以今天不能？

與發明大王愛迪生相較之下，我們所謂的失敗實在微不足道。愛迪生發明電燈，雖然失敗了六千多次，但是他並未氣餒，反而說：「雖然我失敗了六千多次，但是至少我知道有六千多種材料都不適合用來當燈絲。」在屢敗屢戰之後，終於發明了電燈，造福了全人類。他永不放棄的奮戰精神讓我們明白，失敗的背後即是成功，失敗的經驗造就了成功。儘管失敗的過程很痛苦、很煎熬，但只要熬過這一關，等著我們的就是成功。這就是成長，這就是失敗背後的真實意義。

第13章

十大情緒之十：控制不了的憤怒

憤怒是一種十分具有殺傷力與攻擊性的情緒，經常造成許多無法彌補的傷害，偏偏這種情緒迅疾如風，來得既快且急，使得許多深陷於憤怒情緒中的人幾乎找不到有效的對治方法，只能無力地受它操控，一再地傷人傷己，甚至全面地破壞了自己的人生。

失控、習慣性的憤怒如同一種巨大的磁力，使人深陷其中無法自拔。它通常來自於潛意識，因此，人們無法透過意識的理智加以控制。而人們之所以會感到憤怒，往往是因為某個事件傷害或威脅到他、他的形象、他的自我認知、家人或財務狀況……，使他感覺必須做出某種反應（憤怒），捍衛自我的尊嚴或權利。

●憤怒的三個階段●

憤怒經常以不耐煩、不高興、冷漠、怨恨、暴力、挫折感、消極抵抗、不理睬別人等方式呈現。憤怒的情緒大致可區分為以下三個進展階段：

第一階段是腦部的心智反應：首先，腦部接收到一件不公平的、不滿的、錯誤的、受冤枉或受委屈的事件訊息。

第二階段是生理上的反應：當身體接收到腦部所釋放的訊息之後，腎上腺素開始大量分泌，導致心跳加速、血壓升高、肌肉緊繃，肉體呈現一種在壓力下自然產生的「打或逃」的反應。

第三階段是行為上的表現：此時，當事人的臉部開始漲紅，說話速度顯得又快又激動，語氣也隨之高昂。有些人可能會有摔東西、甩門、捶桌子、撞牆等激烈反應；有些人則可能採取冷戰戰術，在自己和他人之間築起一道高牆，以不說話作為消極的對抗；有些人則會強烈地要求對方道歉，或者直截了當地說：「我現在正在生氣，別惹我！」不論何種反應，目的都是要讓別人知道「我正在生氣」。

憤怒的表現依據每個人的修養、個性或生長的背景而有所不同，但無論如何，相較於其他情緒而言，都是較具有攻擊性及負面影響的。一個人如果經常受到憤怒的情

第 13 章
十大情緒之十：
控制不了的憤怒

緒掌控，可能會對周遭的人表現出不友善的態度與口氣，判斷力會變差，進而無法正常發揮個人能力，工作效率也會隨之降低。如果再不採取適當的疏導措施，往往會變本加厲，對任何事情都缺乏容忍度，只要碰到一點小事便小題大作、藉題發揮，終至影響工作表現，並且破壞人際與家庭的和諧。

很多人習慣以憤怒的方式宣洩自己的情緒，受氣者通常是特定的對象，例如：夫對妻或妻對夫，父母對孩子，父親對全家人，上司對下屬等。有時，發怒者會不自覺將自己在外頭所累積的怨氣或不滿一古腦地傾倒在親近者身上，即便只是想法上的一點點差異，或者事情不如己意，都有可能會觸動他們的情緒開關，使他們在語言、動作和行為上變得粗魯而不友善，令身邊的人敬而遠之。長此以往，他們可能會在職場上失去升遷機會，甚至失去工作或家人。另一方面，他們也可能透過抽菸、喝酒、打架、吸毒、鬧事等方式宣洩情緒，造成許多社會問題。

經常處於憤怒狀態的人，因為腎上腺素過量分泌，使身體長期處於高壓狀態，會對健康造成極大的危害，目前已被證實與憤怒有關的疾病包括心臟病、高血壓、睡眠障礙、疲勞和消化系統的疾病等。

一個習慣發脾氣的人，不僅會對自己的健康造成危害，也會使周圍的人（尤其是家人）長期處於恐懼、焦慮、緊張、害怕、受威脅、受壓迫的狀態之中，一旦時間久了，他們也可能會以憤怒的方式「回敬」，以怒制怒的結果猶如火上加油，經常會引發不可收拾的後果。

一個人在發怒時或許無法控制自己的情緒，但在怒氣過後，經常會深陷愧疚、後悔、挫折感與罪惡感等負面情緒之中，其結果是，發怒不僅無法真正地宣洩情緒，反而在原有的負面情緒之上再堆疊更多的負面情緒，為下一次的發怒蓄積更大的能量，而且發作頻率越來越高，越來越密集，終至陷入惡性循環中不可自拔。

一個孩子如果生活在怒氣衝天的家庭中，幼小的心靈經常會受到傷害，也因為長期處於焦慮、緊張、害怕或憤怒的狀態，心中埋下許多怨恨的種子，這不僅影響到他與同儕間的互動關係，也會讓他不自覺地複製家人發怒的慣性，成為一個脾氣暴躁的人，將這個「傳家寶」代代相傳下去，禍延子孫。

●面對憤怒的三種態度●

其實，大多數人都知道發脾氣是一種損人不利己的行為。有些人會透過諮商、心理治療、閱讀、信仰等尋求解決之道；有些人會以「我沒辦法」、「我天生就是這個樣子」、「這是遺傳」等藉口得過且過；有些人則會透過意志力來壓抑憤怒情緒，久而久之形成一種積怨。其中的第二種人，經常會任由自己將情緒發洩在身邊的人，

第 13 章
十大情緒之十：
控制不了的憤怒

尤其是家人身上；第三種人則讓情緒堆積，在忍受尚未到達極限時，旁人可能無法察覺，一旦壓力達到極限時，只需要一件芝麻綠豆大的事便能使他爆發，做出令旁人錯愕的激烈或戲劇化反應。例如：無預警地說「我要辭職」、「我受夠了，我要離開你」、「我要離婚」；或者破口大罵、摔東西、打人等，使人反應不及。

韓玲是一位年輕女孩，因為對生活有許多不滿，使她經常感到憤怒，幾乎已達到無所不怒的狀態。她很氣她的老闆、同事、家人，情況嚴重到只要同事一走近她，她就覺得心煩，有一次她甚至氣到把衣櫥裡的衣物全部扔掉。像韓玲的狀況，在《當下的力量》一書中稱之為「醞釀一個痛苦的身體」，也稱作「痛苦之身」。她心裡堆積的憤怒來自於四面八方，分不清楚來處，也分不清楚「事主」，只要誰倒楣成為那個「觸媒」，便可能點燃她的怒火，讓怒火如岩漿般噴發出來，傷及無辜。

以韓玲的例子而言，任何人都可以使她感到憤怒，久而久之，她根本找不到負面情緒的來源，到底是憤怒、怨恨、貪婪、沮喪、恐懼、嫉妒或競爭……？由於不清楚來處，自然難以剷除情緒的根。此時她若能透過 EFT 的練習，便能夠既有效又安全地將情緒釋放出來。

透過 EFT 釋放負面情緒，大大不同於找朋友吐苦水或傾訴式的釋放。若說找朋友訴苦僅僅是表層的釋放，只能治標不治本；那麼找 EFT 訴苦則是屬於潛意識的深層釋放，既治本也治標。因為，表面上的訴苦只能暫時緩解情緒，如同在長了斑點的皮膚塗上厚厚的化妝品，短暫粉飾太平，卸妝之後便會現出原形。但EFT可以截斷腦神經元在某一些事件與情緒之間的連結（請參閱本書第二章的說明），使得日後遇上類似事件時，不再產生如同過去一般的情緒反應。

不僅如此，一旦自深層將情緒釋放，便能改變人們對於人、事、物的看法，讓正面能量進入身心靈之中，使人充滿了安全感、愛心，更具同理心，日後不再看什麼都不順眼，對所有事情不滿了。

●遇見自己的真實面目●

以下，讓我們分享一位在暴力家庭中長大的女孩——小珊的故事。

二十六歲的小珊生長在一個充滿暴力威脅的家庭裡。每當她父親在外頭有了不如意，回家便將小珊當成出氣筒，動輒打罵或者口頭威脅，使得小珊從小在悲傷、擔心、害怕與不安中成長，心中懷著一股對父親難以言喻的憤怒。

小珊一直告訴自己，長大之後絕對不要像父親那樣，但很不幸的，她驚覺自己「遺傳」了父親的個性，總是習慣以發脾氣的方式來表達不滿。她很無奈地發現，自己耳濡目染的都是父親的情緒表達方式，除了「生氣」之外，她根本找不到其他出口。她無法靠自己的力量來轉化這一切，也不想步上父親的後塵，讓她的孩子和周遭的人生活在陰影之下，她決定勇敢面對問題，尋求EFT的協助，希望能擺脫這個可怕的夢魘。

在EFT的敲拍過程中，小珊花了半個多小時，非常勇敢地從內心深處挖掘出所有的不滿與悲傷，在毫無保留的哭喊和宣洩當中，釋放所有的委屈和壓迫感。由於她的毫無保留，整個情緒排毒進行得非常順利，也得到了最好的療癒效果。

在釋放完過去所累積的負面情緒之後，小珊感覺到一種前所未有的平靜，並且原諒了過往父親對她所造成的傷害。因為，在釋放的過程中，她腦中出現了一幕小時候親眼目睹的畫面——由於一個她所不明白的原因，爺爺搧了父親一個耳光；在這個畫面之後，她緊接著看到自己小時候因為不明原因被父親打了一巴掌。在兩個畫面互相映照之下，她總算明白父親對爺爺曾有過的錯愕與敢怒不敢言的心情，那些都是她曾經有過的心情。她也明白父親那些不由自主的憤怒，她可不就是因為那樣而求助於EFT的嗎？

就在小珊勇敢面對並且放下之後，她察覺到內在的一股能量，她說：「天啊！我感到一種前所未有的快樂和喜悅，我突然覺得自己好有力量，這到底是怎麼回事呢？」

其實，小珊在這一瞬間所「遇見」的，就是她的本來面目。在尚未受到世間的種種雜染之前，我們本來就是充滿愛、喜悅和創造性的，只是在經過了許多人生事件之後，因為不知如何以健康、有效的方式來面對並「疏導」情緒，忘失了自己本初的真實面貌，流離於痛苦迷惑之中。這就好比一面蒙塵的鏡子，在尚未擦拭乾淨之前，我們無法透過它看清楚自己，一旦擦拭乾淨之後，我們便能清清楚楚地顯現其中。或許過去發生的許多事情並不是我們所能選擇或願意遇上的，但也因為那些事情，督促著我們學習成長，並重新找回本初的自己，就像鏡子會蒙塵，但我們可以拭淨它。這便是人生的豐美與壯麗。

小珊的負面情緒原本高達九點九分，在經過EFT情緒排毒之後降到了二分。她學會了這個方法，此後，她將可以持續運用它，幫助自己越過人生中的每個障礙，隨時隨地自我覺察，並且適時地釋放心靈的毒素，昂然挺立地迎向清亮的未來。

如果你也有習慣性憤怒的話，現在，讓我們練習如何釋放它吧！

●快樂四步曲●

步驟一：找一個安靜、隱密、不受打擾，使你可以盡情哭喊或發洩所有負面情緒的空間。

步驟二：想像一個讓你很生氣的人或是一件事，讓自己完全置身於那種真實的憤怒當中，彷彿這個人正在你面前或這件事正在發生。

步驟三：為這個憤怒的情緒打一個從零到十分的「痛苦指數」；零分代表你完全不感到憤怒，並且可以平靜地面對他（它）；十分代表你憤怒到幾乎無法控制。

步驟四：配合下一段內容所提及的敲拍方法與敲拍位置，依據你所面臨的實際情境，說出內心想要說的話，無論你說什麼或做什麼，即使大叫、大哭、大罵、講髒話都無妨，總之，請你毫無保留地釋放自己，在不傷害自己的前提下，把那些負面情緒當成體內的宿便，將它們統統排乾淨。

如果你不知道該說什麼或怎麼說，請參考下節的引導詞，引導詞的內容未必完全符合你的實際需要，因此，請依據你最真實的情況去說出最適合自己的話。最重要的是，不論你所說的話有多麼負面或多麼不堪入耳，請注意，在那些話的結尾必須是「但是我還是深深地愛我自己，百分之百地接受我自己」的肯定句。如果你沒有辦法接受以上那麼露骨的肯定句，你可以將它修改成「我願意百分之百地接受我自己」、「我願意選擇百分之百地接受我自己」或「我想我可以選擇百分之百地接受我自己」等較為含蓄的用語。總之，這些肯定句必須是你能完全認同並且完全接受的。

準備好了嗎？讓我們開始吧！

EFT深層情緒排毒示範

兩掌刀面相敲：請以每秒二至三次的速度敲擊，在敲擊的過程中，參考以下的引導詞，說出最適合你情境的話語，說話內容不限長短，同時，在說話的過程中請持續敲擊，直到說完你想說的話為止。

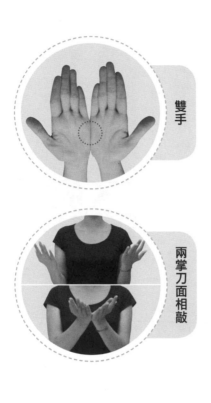

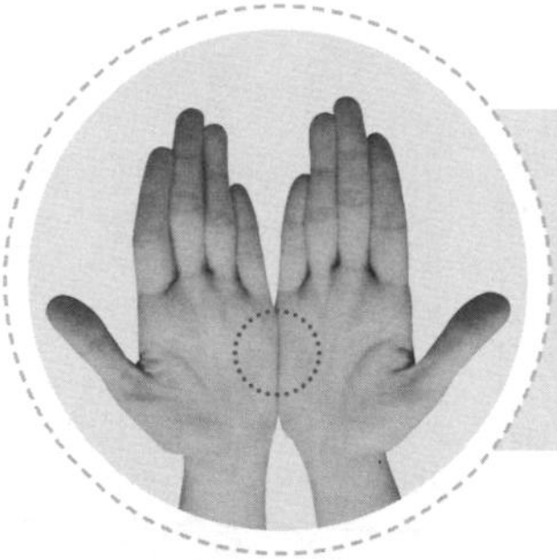

雙手

兩掌刀面相敲

第13章
十大情緒之十：控制不了的憤怒

引導詞

1.雖然我非常非常地生氣，每次看到他都讓我氣得七竅生煙，但我還是深深地愛我自己，百分之百地接受我自己。

2.雖然我非常非常地生氣，每當看到他的嘴臉就讓我既厭惡又憤怒，但我還是深深地愛我自己，百分之百地接受我自己。

3.雖然我非常非常地生氣，想到這件事就氣得想要痛揍他一頓，但我還是深深地愛我自己，百分之百地接受我自己，無條件地愛我自己。

身體穴位敲擊點

完成了上一步驟之後，請依照以下順序敲拍身上的不同穴位，同樣的，以每秒二至三次的速度進行敲拍，每個穴位的敲拍時間約五至十秒，你不必精準地計算時間，也不必在意每個穴位敲拍的時間長度是否分秒不差，只要在大致的時間範圍內即可。如果將這些穴位都敲過一輪之後，你還沒說完該說或想說的話，那就從第一個穴位開始再敲一輪，如此往復循環，直到說完你想說的話為止。

在你敲擊眉心（單手）、眼尾（雙手或單手敲一邊亦可）、雙眼下眼瞼中央下方骨頭處（雙手或單手敲一邊亦可）、人中（單手）、下嘴脣下方凹陷處（單手）、鎖骨下方（雙手或單手敲一邊亦可）時，請將食指與中指併攏，以這兩個指頭的指尖輕輕敲擊；敲拍兩側肋骨時，請將兩隻手臂彎曲，利用兩手指尖或虎口敲拍腋下約三至五公分處（類似雙手叉腰的動作）；敲拍頭頂時，請以單手手掌輕輕敲拍即可。

如果你不知道該說什麼或怎麼說，請參考下節的引導詞，修改成適合你自己的話語即可。須特別注意的是，在這個釋放情緒的步驟中，請你想到什麼就講什麼，完全不要經過理智的修飾或過濾，讓你的潛意識盡情地釋放它真實的情緒與想法。如果你所說的話語是經過意識的修飾、抗拒或考慮的話，便無法達到真正的釋放效果，反而形成了壓抑。即使剛開始時因為不熟悉這個方法而說得顛三倒四也無妨，重點是你的情緒必須完全到位，換言之，你的身體、情緒、話語在這個步驟中必須是三位一體的，完全進入到你所要釋放的情緒當中，這個釋放步驟才會有效。

現在，請邊說你想說的話，並且依照以下的順序進行敲拍，請記住，不必精準計算時間，每個穴位敲拍時間約五至十秒即可，在說話過程中不要停止敲拍：

眉間↓兩側眼尾↓雙眼下眼瞼中央下方骨頭處↓人中↓下嘴脣下方凹陷處↓左右兩側鎖骨下↓兩側腋下約三至五公分之肋骨處↓頭頂。

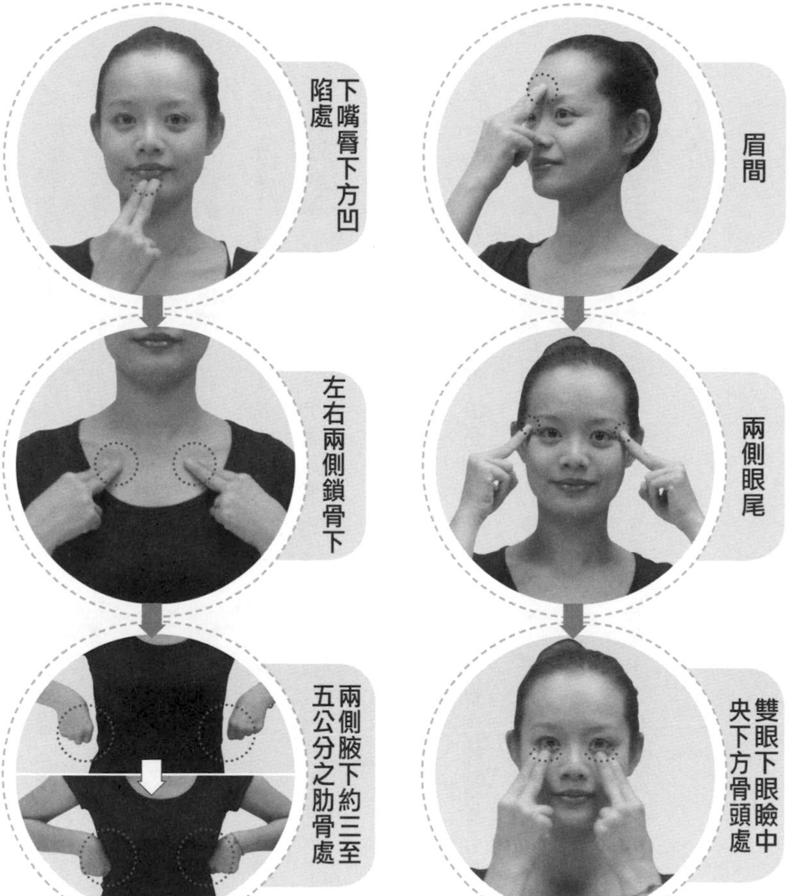
眉間
兩側眼尾
雙眼下眼瞼中央下方骨頭處
人中
下嘴脣下方凹陷處
左右兩側鎖骨下
兩側腋下約三至五公分之肋骨下處
頭頂

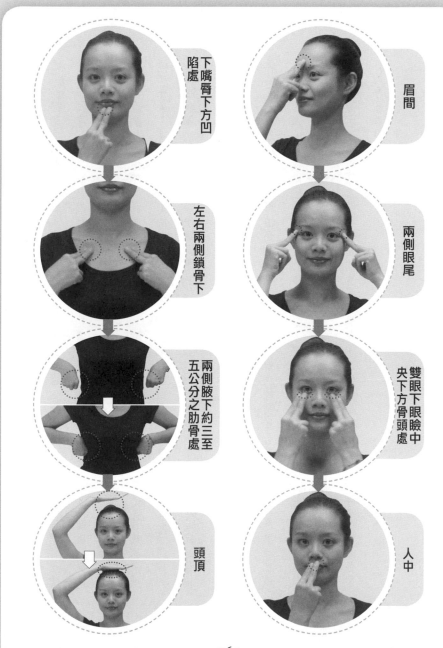

引導詞

我感到非常非常生氣，也非常非常懊惱，我不懂，這種莫名其妙的事情為什麼會發生在我身上呢？難道我就特別倒楣，非要遇上這麼離譜的事件不可？我簡直快氣瘋了，我的憤怒充滿全身，就好像有一把火在燒一般，使我感到非常可怕，也非常痛苦。對於這麼劇烈的憤怒，我完全沒辦法應付，它強烈到讓我想要炸掉房子、摔爛家具或捶爛書桌，甚至讓我想賞他一巴掌。我非常生氣，氣到不知怎麼辦才好，這種失控的感覺讓我無法招架。我幾乎氣到想去撞牆，而且我一時半刻根本沒有辦法忘記這種憤怒。

我的腦子一再重複回到那個離譜事件的場景，我好像被困在這個事件裡頭出不來了，天哪！怎麼會這麼可怕呢？我為什麼完全沒辦法控制自己呢？這世界怎麼會有這麼可惡的人，對我做出這麼卑鄙的事，他是人嗎？他根本不是人！一想到他就讓我氣到快要爆炸！老天爺，這種爛事為什麼會發生在我身上呢？叫這個爛人、白癡、下三濫下地獄去吧！這種人留在世上簡直是個災難，讓他從此從我的世界裡消失，讓他從我的眼前蒸發吧！

在你發洩完所有負面感受之後，請暫停敲拍，做一個既深且長的呼吸，感覺一下你身體的哪個部位仍然感受到壓力？檢查一下你現在的憤怒指數是否有改變？同時檢查一下你的感覺與之前有沒有什麼不同？

如果你感到悲傷或無力，那是很正常的。因為憤怒和悲傷這兩種情緒常常會相互交疊在一起。如果你感覺仍然有很強烈的憤怒，那就請重複剛才的步驟，繼續釋放這憤怒的情緒。你可以自由且隨心所欲地發洩你的怒氣，並且可以隨時轉移憤怒的焦點。例如：在你剛開始敲拍時，你感到憤怒的焦點可能是一句話，但在敲拍過程中，你發現自己的憤怒轉移到了說出這句話的人身上，那就針對新的憤怒焦點來釋放你的不滿與情緒。

倘若你憤怒的情緒沒有先前那麼強烈了，反而感受到悲傷的話，那就請你針對這個悲傷的情緒，打一個痛苦指數，並且感覺一下悲傷的情緒是否藏在身體的哪個部位，它長成什麼樣子？給你什麼感受？它像一塊鉛般壓在你身上嗎？或者像一根針刺在你的胸口？或者像火焰一般燒得你無處可逃？你可以繼續感覺它的形狀、顏色、它對你所造成的影響，然後觀照它並接受它。請你允許它發生、讓它發生，請給與它寬容與愛，無條件地接受它並且無條件地愛它。

如果在你釋放完憤怒之後感覺到悲傷，那是因為它通常躲在憤怒的後面，現在，讓我們來練習釋放悲傷吧！

第二次兩掌刀面相敲

現在，再次回到「兩掌刀面相敲」的步驟來，敲拍方法與第一次完全相同，請參考以下的引導詞，說出最適合你情境的話語，說話內容不限長短，同時，在說話的過程中請持續敲擊，直到說完你想說的話為止。

1. 雖然有這麼大的壓力壓在我的胸口上，但我還是深深地愛我自己，百分之百地接受我自己。

2. 雖然我感受到非常大的壓力，它像一塊鉛壓在我的胸口上，讓我感覺非常痛，但我還是深深地愛我自己，百分之百地接受我自己。

3. 雖然我已經被壓得喘不過氣來了，但是我還是深深地愛我自己，百分之百地接受我自己，完全無條件地愛我自己。

第二次身體穴位敲擊（針對悲傷）

請回到「身體穴位敲擊」這個步驟上來，敲拍方法與順序和第一次完全相同，並參考以下的引導詞，修改成適合你自己的話語，邊敲拍邊說出你想說的話，直到發洩完為止，在說話過程中不要停止敲拍。

我感受到一種非常非常沉重的壓力，這壓力大到幾乎讓我喘不過氣來，而且它還讓我非常非常傷心。這壓力與悲傷如同一個巨大的水泥塊般壓著我，讓我完全無法從當中脱身。這世界實在太不公平了，為什麼我應該遇上這種事、這種人呢？為什麼他要這樣對我呢？我覺得實在太冤枉也太委屈了，我也是人生父母養的，難道我就不應該獲得一點點該有的尊重嗎？我覺得好難過好難過，難過到幾乎要嘔吐了，誰來救救我，幫我移除這種壓在胸口的巨大壓力與悲傷吧！

現在請暫停敲拍，做一個深且長的呼吸，然後聚焦在胸口的沉重壓力（或悲傷）上，進入下一個步驟——將肯定句輸入潛意識，增強你的能量。肯定句的作用在於為腦神經建構一個新路徑，讓它與正面的情緒搭上線。過程中，你可以隨時停下來感覺一下，看看有沒有殘留的情緒潛藏在身體的某個部位，你可以刻意地關愛那個部分，釋放那個部分。之後，參考以下的引導詞，重複剛才的敲拍動作，邊敲拍邊說出你心裡想說的話，直到說完為止，在說話過程中請不要停止敲拍。

同樣的，在敲拍過程中不論出現任何想法與靈感，請你任它自由發揮，讓潛意識說出它自己想說的話，完全不要加以修飾或壓抑，你可能會有驚喜的收穫，譬如獲得一些非常棒的靈感或智慧等等。

我願意接受你（壓力或悲傷），百分之百地接受你；我願意感覺你，也願意愛你。我知道，你正在告訴我、提醒我，使我知道有一種我不喜歡的感覺正在蘊釀。我也知道你正在提醒我，或許有些事情我沒有處理好，或許我該試著把自己的感覺清楚表達讓別人知道，或許我該學著不再壓抑。我知道你透過這種方式讓我感覺到自己的不足，讓我知道必須找個方法表達自己真實的想法，讓我知道我必須試著與他人好好溝通，將事情講清楚。

我願意接受你（壓力或悲傷），我願意愛你——無條件地愛你，因為有你的提醒，我才會意識到自己需要重新學習與面對。感謝你的提醒與關心，從此以後，我願意重新學習。首先，我要學著更了解自己，謝謝你以這麼明顯而且強烈的方式告訴我，讓我知道自己內在還有些問題需要處理。我願意全心全意地去處理這些問題，我願意從現在開始愛我自己，我願意給與自己無條件的愛，我願意百分之百地接受我自己。我願意接受你所給與我的壓力，我願意接受你的提醒。

謝謝你，我愛你，謝謝你，我愛你，謝謝你，我愛你。我願意深入探索這個壓力的來源，我願意了解這些現象究竟是什麼原因所造成，也許我該學習好好與人溝通，並且學著了解這些憤怒和悲傷情緒的來源。我願意學習找出處理這些情緒的最佳方法，我願意疏通原來被情緒堵塞的智慧，我相信我有足夠的智慧找到最棒的解決方法……。

現在請暫停敲拍，做一個深且長的呼吸，參考以下的引導詞，重複剛才的敲拍動作，邊敲拍邊說出你心裡想說的肯定句，直到說完為止：

雖然有一部分的我還是覺得很生氣，但是我願意從現在開始，試著以其他的角度重新看待這件事。雖然有一部分的我仍然非常憤怒，但這個憤怒並不能綁住我的思想，也不能阻止我用不同的角度看待這件事情。我決定不再陷溺於舊有的思維模式，我願意跳脫舊有的思維，選擇以其他的角度來看待事情。

雖然這個人做出了令我憤怒的事情，雖然他笨得無以復加，笨到做出這麼愚蠢的事情，以至於讓我這麼生氣，但我還是願意以純真的好奇心來看待這件事情。我想，我可以假設遇上這件事情的人不是我，試著以旁觀者的角度來看看事情的本質；我想，我可以假設他並不是故意這麼做，而是他根本不知道他對我做了什麼，乃至於對我造成傷害。也許他自己內在的問題比我還多，也許那些問題多到令他無法招架，所以他會做出這些傷害性的行為；也許我們對彼此不夠了解，因此產生了這些誤解；也許是我們對這件事情不夠了解，使用了一個不太恰當的處理方式，以至於造成今天的結果。

我願意相信，這個世界本來就沒有是非對錯，會產生思想或感覺的差異，完全都是不同的立場所造成。我願意學著以不同的立場來看待事情，畢竟這個世界有非常多種可能性，任何事情也都有許多不同的看法與切入點，我決定不再固執於原來的看法，從此以後，我將學著從各個不同的面向與立場來看待所有問題。我知道我現在的看法太狹隘，但我願意學習，也願意尋找其他的觀點。我相信，只要我願意用心尋找，答案便會自然出現。我相信，只要我保持開放的心胸向內在探詢，答案便會自然浮現。

我想，他不是故意的，他並不是故意要傷害我，只是他內在也有自己的問題需要處理，也有未釋放的情緒，他之所以這樣對我，必定是因為他自己內在累積的困惑與情緒，才會做出這樣的行為。現在，我充分了解，他是他，我是我，我們是各自獨立的個體，我無法干涉他的情緒，我只能管理好自己的情緒。如果我能管好自己的情緒，就能不再受到他的情緒的干擾與影響。

從現在開始，我會將焦點放在自己的情緒上，先調整好自己身心靈的健康，因為，我愛我自己，愛我的心，愛我的身體，我愛我身上的每個細胞，所以我不願意我身心靈的任何部分受到傷害。我愛我自己，百分之百地愛我自己，我全心全意地愛我自己，無條件地愛我自己。我深深地愛我身上的每個細胞，所以，我絕對不讓憤怒的情緒來破壞我的細胞。

我相信我可以快樂地來看待這件事，我相信這件事其實給了我一個學習的機會，我相信，只要我了解憤怒的本質，以後若再遇到讓我生氣的事件，我會有兩百種以上的方法來處理它，我會以更自由的心來處理這個事件，而不會陷溺在負面的情緒裡。我非常感恩，感恩這個事件給與我學習的機會，感恩這個事件讓我有了釋放負面情緒的機會。我非常感恩發生了這一切，我知道我並沒有任何損失，反而獲得好多好多的愛。感恩這一切的發生！

現在，停止敲拍並做一個深且長的呼吸，檢查一下這個憤怒或悲傷情緒的指數降到幾分？如果已降到零分或是低於三分，非常恭喜，你值得為自己今天的努力好好慶賀一下，你可以現在就站起來搖擺一下你的身體，跳一支舞，或是高舉雙手，不斷地上下跳躍，這會幫助淋巴和血液系統的循環，讓快樂的能量布滿全身。

若你感覺很平靜的話，你也可以將雙手交疊放在心臟部位，對它說：「謝謝你，謝謝你過去為我承受了這麼多的痛苦，現在，我把這份平靜和喜悅的能量送給你，謝謝你的陪伴和支持，我愛你。」

所有的情緒都來自於某一種觀念或想法，當你對某個人、某種做法或想法感到很生氣的時候，可以利用EFT的技巧，調整原有的僵化觀念，幫助你以不同的角度看待同一個事件，你將會更有同理心，更能展現愛心，並且能以更客觀、包容的方式對待任何事和任何人。

更棒的是，原先那股憤怒的情緒將會轉變為慈愛與寬容，使你能夠站在他人的立場為他人設想。當你能以體貼、善解人意的態度看待所有人、事、物時，你將回歸內在的平靜，會有清楚的思路處理人際關係，因而變得更受歡迎，你的生命將因此充滿喜悅。

第14章 運用EFT幫助自己與他人情緒排毒Q&A

Q 當自己一個人練習EFT情緒排毒時，有沒有什麼方法可以讓我更快熟悉整個流程並且更快進入狀況？

A EFT是一個簡單且有效的情緒排毒工具，雖說人人都可以輕易上手，但在尚不熟悉流程的情況下，你需要多一點練習，一旦熟悉流程之後，便能夠輕鬆地進行自我療癒。為了讓你更容易進入狀況，首先，請先參考本書中所提及的十大情緒，選擇其中一種較切合你的情緒類型，熟讀內容，並請牢記「快樂四步曲」當中的四個步驟及「EFT深層情緒排毒示範」的排毒過程。

其次，參考「EFT深層情緒排毒示範」當中所提供的引導詞，依據你的實際需要，改寫成切合你個人情境的引導詞。在撰寫引導詞的過程中，請務必「百分之百」地融入你的情緒中，彷彿你正在經歷那個情緒或事件。你不必在意文詞的優美或流暢與否，也不必刻意修飾你的情緒，更不必在意當中是否有髒話或罵人的話語，只要盡情揮灑情緒即可。

接下來，你可以多讀幾遍你自己所寫的引導詞，盡量記住你想表達的內容，之後，依照書中所指示的流程，一段一段地進行敲拍並說出你的引導詞。

在你剛開始練習時可能不免顛三倒四或程序混亂，使得效果不如預期，那是正常的，請不要在意或沮喪，因為，只要你的情緒到位，多少都能達到一定的效果。只要你相信並且多練習幾次，在熟能生巧之後，便能使療癒的效果漸入佳境。

Q 我可以請朋友協助我做EFT嗎？

A 如果你覺得由個人單獨做EFT的情緒排毒十分困難，那麼，請依照上述的方法寫出你自己的引導詞，邀請一位朋友為你做引導。同樣的，你的朋友必須熟讀「快樂四步曲」當中的四個步驟及「EFT深層情緒排毒示範」的排毒過程，由他帶領你依照書中的順序與穴位做敲拍動作。或者，如果他無法記住所有流程，他也可以一邊參考書中的內容，一邊為你做引導，前提是，他必須將引導詞的部分換成你所撰寫的引導詞，由他念一句，你跟著念一句，直到念完所有的引導詞為止。最重要的是，別忘了請你的朋友適時地提醒你或引導你完全進入真實的情緒當中。

Q 小孩子可以做EFT嗎？若可以的話，需要注意些什麼？

A 兒童也可以做EFT情緒排毒，你不妨以遊戲的方式，輕鬆地帶領他進行。如果孩子的年齡夠大，可以請他自行擬定引導詞，若他無法清楚地表達自己的心情，你只需要依據孩子的真實情況代為擬定引導詞的內容，由你說一句，他跟著說一句的方式來進行引導即可。

如果孩子年齡太小，或者情緒強烈到完全無法配合，你不必強迫他跟隨著你做敲拍的動作，而由你來為他敲拍；你也不必強迫他跟隨著你念出引導詞，而由你自己說出引導詞即可。

例如：在進行「兩掌刀面相敲」時，你可以輕輕抓著他的兩隻手為他進行敲拍，同時對他說：「無論你多麼愛哭或多麼調皮搗蛋，你還是最乖的寶寶，我還是深深地愛你，百分之百地接受你，無條件地愛你。」（請修改成最適合孩子情境的話語。）在進行身體穴位敲拍時，同樣地，由你依據本書中所說的方法為他敲拍，並且念出適合孩子情境的引導詞。如果過程中孩子哭鬧，你可以哄他做深呼吸，並在他深呼吸的過程中盡量為他敲拍，你甚至不需要說任何引導詞，只需要給他足夠的關愛即可。

Q 我可以為老人家做ＥＦＴ情緒排毒嗎？需要注意些什麼？

A 你可以協助年長者做ＥＦＴ情緒排毒。有些年長者的情緒慣性可能已維持了非常久的時間，也可能不相信這個方法，因此，在你引導他進行敲拍之前與敲拍之後，一定要問清楚他的情緒指數，以便對照敲拍前後的差別，讓他自己去發現他的「進步」。

年長者在做過ＥＦＴ排除情緒之後，可能過一陣子又會復發，那是很正常的，你只要持續為他做ＥＦＴ情緒排毒即可。畢竟這些情緒可能已積壓了很久的時間，難以在一朝一夕之內完全排除，但每做一次，他便能夠與自己內在的智慧更靠近一步，只要耐心地多做幾次，必定能夠逐步邁向更快樂、開心、陽光、健康的方向。即使他不相信也無妨，你只要告訴他：「做這個敲拍可以疏通經絡，讓你感覺舒服一點。」勸誘他繼續嘗試，便能引導著他朝向更好的方向前進。

有些人因為長久壓抑自己的情緒，使得情緒層層疊疊，沒完沒了，這類型的人在剛開始做ＥＦＴ時可能情緒會變得更強烈，那便是壓抑太久、太深的跡象，而非這個方法無效。只要持續、不中斷地進行敲拍，效果便會漸漸顯現。換言之，這類型的人在進行敲拍時，情緒可能會一古腦地冒出來，顯得比之前更為強烈，在持續的敲拍下便會逐次遞減，請耐心地繼續嘗試，不要輕易放棄。

在此分享我為我母親做EFT情緒排毒的經驗：我母親有時會有頭臉部皮膚過敏、發癢的困擾，每當發作時，不論擦任何藥物都無法緩解發癢的症狀，使她常常癢得無法入睡，深受其苦。在我為她做EFT情緒排毒之後，她的症狀便能緩解，進而很輕鬆地安然入睡。這並不是說EFT可以治療母親的皮膚過敏，而是可以釋放掉她對於這種不舒服的抗拒心理。

當我們身體不適時，我們會對於不適的症狀產生抗拒心理，然而，抗拒其實正是一種關注，導致我們把更多的注意力放在這個症狀上，顯得更加煩躁，因而加重了不舒服的感覺。在EFT幫助我們釋放掉抗拒與煩躁的情緒之後，便會舒緩不舒服的症狀，使我們能夠更輕鬆地面對身體的病痛。

Q 夫妻之間如果出現了裂痕或溝通問題，可以一起做EFT嗎？

A 夫妻可以同時做EFT，但最好有一個引導者帶領著他們一起做。做法是：

1. 請兩個人分別將對另一半的「不滿」與「期望」寫在一張紙上，然後拿著各自的「清單」，面對面坐著。

2. ①在引導者的帶領下，先進行第一部分的「兩掌刀面相敲」，夫妻兩人必須同時敲拍，敲拍的節奏、速度必須一致，並且各自說出自己的「肯定句」（即書中所述的引導詞），不過夫妻兩人同時排毒與單人進行時的肯定句有些不同。請參考以下的例句，修改成適合夫妻雙方情境的肯定句：

不論我們彼此在這個過程中說出多少煩惱，我還是深深地愛我自己，百分之百地愛我自己，無條件地愛我自己。不論在這個婚姻中產生了多少困難或爭吵，我還是深深地愛這個婚姻，百分之百地愛這個婚姻，無條件地愛這個婚姻。雖然我表達對你的不滿，但我還是深深地愛你，百分之百地愛你，無條件地愛你。

如果夫妻雙方已鬧得很僵，無法說出「我還是深深地愛你，百分之百地愛你，無條件地愛你」這樣的「甜言蜜語」，那就適度地修改成：「我想我可以選擇深深地愛你，百分之百地愛你，無條件地愛你。」總之，這些肯定句必須是他們能完全認同並且完全接受的。

②接下來進行第二部分的「身體穴位敲擊」。首先，由其中一方（譬如：太太）

依照清單上所列出的內容，先說出對先生的「不滿」。要特別強調的是，當一方在說話時，另一方必須保持沉默，即使聽得怒火中燒，也不可以中途插嘴或發言，只要靜靜聆聽即可。此時，請參考書中的身體穴位與順序進行敲拍，並將自己完全融入情緒當中，邊說邊釋放情緒邊進行敲拍，沉默聆聽的一方（先生）也必須同時敲拍，且雙方的速度、節奏及敲拍位置必須完全相同。待一方（太太）講完之後，換另一方（先生）講出對太太的不滿。敲拍方式與以上所述完全相同。

③接下來進行第三部分的「身體穴位敲擊」，所有敲擊方式與②中所述完全相同，唯一不同的是，這一次所講的是「期望」而非「不滿」。例如：

我希望你可以靜靜聽我說話，我希望你可以陪我去看電影，我希望你晚上可以在家陪我，我希望我們可以一起打掃房子，因為我喜歡有你陪在身邊的感覺，因為每當你不聽我說話不陪我時，我總覺得完全不受關愛也不受重視，我真的很喜歡你，我非常愛你……。

④接下來進行第四部分的「身體穴位敲擊」，所有敲擊方式與②中所述完全相同，唯一不同的是，這一次所講的是「感恩」，同樣的，由一方講完「感恩」

後，接著由另一方回應，之後再換另一方開始進行感恩與回應的步驟。女方可以參考以下例句，修改成適合自己的肯定句：

謝謝你聽我講這些心事，謝謝你聽我吐苦水、倒垃圾，謝謝你願意靜靜聆聽我內心真實的感受……。

至於男方則可以參考以下的例句，修改成適合自己的肯定句：

謝謝妳讓我知道妳真實的心情，我聽到了，也完全了解了妳的感受，謝謝妳願意分享你的心情，讓我能夠更了解妳，更明白妳的需要，謝謝妳……。

3. 凡是此處沒有特別提及或強調的程序與方法，如：為自己的情緒評分、深呼吸、毫無保留地盡情釋放情緒等其他步驟，請參考書中內容。

4. 再次強調，在不傷害彼此的原則下，夫妻雙方皆須百分之百地融入自己的情緒中，猶如身歷其境一般。

5. 在夫妻共同做 EFT 情緒排毒時，最重要的是將自己受傷及脆弱的一面讓對方知道，才能達到真正的交流，千萬不要修飾或隱藏真實的心情，或者不斷抱怨對方，否則將達不到療癒的效果。譬如：太太可以對先生說：

我真的很希望回到初戀的時候，我真的很懷念你結婚前的樣子，我希望那個「他」偶爾可以出現在我的生活裡，一個星期抽出一天或一個晚上和我約會，不談家務事，純粹就像以前那樣天南地北地聊天，或者我們可以出去看電影，或者來一場短程的旅遊……。

6. 如果可能的話，說話時盡量看著對方的眼睛。如果雙方正在氣頭上，無法看著彼此的眼睛，也可以閉著眼睛說，等心情好了再張開眼睛看著對方，這一點是非常重要的。

7. 如果在敲拍過程中發現彼此有誤會，可以在完成整個EFT的療程後再提出來。

結語

你曾經因為情緒失控而做出令自己後悔的行為嗎？如果你能有清醒的心智、明晰的智慧將情緒管理好，一切是不是會有所不同？你難道願意將往後的快樂、幸福交由情緒來掌控嗎？

人類有超過五百種的情緒，情緒與情緒交互作用又產生無數難以覺察的微情緒，其中超過半數是負面的。本書雖然無法一一列舉，但有了EFT情緒釋放技巧的協助，將可以幫助你徹底清除各種負面情緒，讓腦神經細胞得到自由。透過EFT的敲拍以及伴隨著說出適當的肯定句，能夠將負面情緒轉換成正面的想法，提供你充沛的能量面對各種挑戰。

想想看，當你如自由的風、溫暖的陽光，張大雙臂擁抱世界、擁抱機會、擁抱所愛，人生會有什麼不同呢？

從現在開始，請善用EFT這套情緒療癒的工具，將你原本就該享有的快樂、幸福找回來吧！

歡迎造訪Carol的生命火花部落格 http://emlmcoach.tumblr.com/

國家圖書館出版品預行編目資料

EFT情緒療癒：10分鐘情緒排毒敲打操 / 林嘉瑗著述；郭玉文撰文. -- 二版. -- 臺北市：商周出版, 城邦文化事業股份有限公司出版：英屬蓋曼群島商家庭傳媒股份有限公司城邦分公司發行, 2023.02　面；　公分

ISBN 978-626-318-580-7（平裝）

1.心靈療法　2.經絡療法

418.98　　112000555

EFT情緒療癒：10分鐘情緒排毒敲打操

著述者／林嘉瑗
撰文者／郭玉文
責任編輯／程鳳儀

版權／江欣瑜、林易萱、吳亭儀
行銷業務／林秀津、黃崇華、周佑潔
總編輯／程鳳儀
總經理／彭之琬
事業群總經理／黃淑貞
發行人／何飛鵬
法律顧問／元禾法律事務所 王子文律師
出版／商周出版
城邦文化事業股份有限公司
台北市中山區民生東路二段141號9樓
電話：(02) 2500-7008　傳真：(02) 2500-7759
E-mail：bwp.service@cite.com.tw
發行／英屬蓋曼群島商家庭傳媒股份有限公司城邦分公司
台北市中山區民生東路二段141號2樓
書虫客服專線：(02)2500-7718；(02)2500-7719
24小時傳真專線：(02)2500-1990；(02)2500-1991
服務時間：週一至週五上午09:30-12:00；下午13:30-17:00
郵撥帳號：19863813　戶名：書虫股份有限公司
讀者服務信箱E-mail：service@readingclub.com.tw
城邦讀書花園www.cite.com.tw
香港發行所／城邦（香港）出版集團有限公司
香港灣仔駱克道193號東超商業中心1樓
電話：(852) 25086231　傳真：(852) 25789337
E-mail：hkcite@biznetvigator.com
馬新發行所／城邦（馬新）出版集團【Cite (M) Sdn. Bhd】
41, Jalan Radin Anum, Bandar Baru Sri Petaling,
57000 Kuala Lumpur, Malaysia.
電話：(603) 90578822　傳真：(603) 90576622
E-mail：cite@cite.com.my

封面設計／徐璽設計工作室
電腦排版／唯翔工作室
印刷／韋懋實業有限公司
總經銷／高見文化行銷股份有限公司
電話：(02) 26689005　傳真：(02)26689790

■2013年12月31日初版
■2023年2月16日二版

Printed in Taiwan

定價／380元

ISBN　978-626-318-580-7

城邦讀書花園
www.cite.com.tw

商周出版

廣　告　回　函
北區郵政管理登記證
北臺字第000791號
郵資已付，免貼郵票

104　台北市民生東路二段141號2樓

英屬蓋曼群島商家庭傳媒股份有限公司城邦分公司　收

請沿虛線對摺，謝謝！

商周出版

書號：BH6002X　　書名：EFT情緒療癒　　編碼：

請於此處用膠水黏貼

商周出版

讀者回函卡

感謝您購買我們出版的書籍！請費心填寫此回函卡，我們將不定期寄上城邦集團最新的出版訊息。

不定期好禮相贈！
立即加入：商周出版
Facebook 粉絲團

姓名：________________ 性別：□男 □女

生日：西元________年________月________日

地址：________________

聯絡電話：________________ 傳真：________________

E-mail：

學歷：□ 1. 小學 □ 2. 國中 □ 3. 高中 □ 4. 大學 □ 5. 研究所以上

職業：□ 1. 學生 □ 2. 軍公教 □ 3. 服務 □ 4. 金融 □ 5. 製造 □ 6. 資訊
□ 7. 傳播 □ 8. 自由業 □ 9. 農漁牧 □ 10. 家管 □ 11. 退休
□ 12. 其他________________

您從何種方式得知本書消息？

□ 1. 書店 □ 2. 網路 □ 3. 報紙 □ 4. 雜誌 □ 5. 廣播 □ 6. 電視
□ 7. 親友推薦 □ 8. 其他________________

您通常以何種方式購書？

□ 1. 書店 □ 2. 網路 □ 3. 傳真訂購 □ 4. 郵局劃撥 □ 5. 其他________

您喜歡閱讀那些類別的書籍？

□ 1. 財經商業 □ 2. 自然科學 □ 3. 歷史 □ 4. 法律 □ 5. 文學
□ 6. 休閒旅遊 □ 7. 小說 □ 8. 人物傳記 □ 9. 生活、勵志 □ 10. 其他

對我們的建議：________________

____

____

請於此處用膠水黏貼